Vadim Tschenze

Altes russisches Wissen

VADIM TSCHENZE

ALTES RUSSISCHES WISSEN

Das Beste für Seele & Gesundheit

SILBERSCHNUR VERLAG

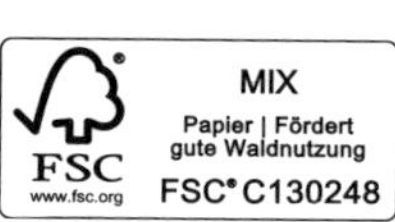

Hinweis

Alle in diesem Buch enthaltenen Angaben wurden vom Autor nach bestem Wissen zusammengestellt. Die Informationen in diesem Buch sind aber nicht dazu gedacht, einen Arzt oder Therapeuten zu ersetzen. Eine Haftung des Autors bzw. des Verlags für Personen-, Sach- und Vermögensschäden ist ausgeschlossen.

ISBN 978-3-89845-262-5

1. Auflage 2009 2. Auflage 2010 3. Auflage 2026

Gestaltung: XPresentation, Güllesheim
Satz: Eins64 GbR
Druck: Bittner Print, s.r.o., Bratislava

Verlag »Die Silberschnur« GmbH · Steinstraße 1 · D-56593 Güllesheim
www.silberschnur.de · E-Mail: info@silberschnur.de

Inhaltsverzeichnis

Widmung

Dieses Buch widme ich meinen Fernsehzuschauern und Lesern, die an meiner Arbeit Interesse gefunden haben. Dieses Buch eröffnet den Weg zu einem Geheimnis: dem Wohlbefinden.

Danksagung

Ich bedanke mich bei jedem, der mich bei meiner Arbeit unterstützt hat.

Mein besonderes Dankeschön geht an meine Familie und an meine Freunde, die mir die Veröffentlichung dieses Buches ermöglicht haben.

Vorwort

Haben Sie schon einmal nachgedacht, woher das alte Wissen kommt? Kommt es tatsächlich nur von unseren Vorfahren oder sogar aus anderen, uns unbekannten Zivilisationen? Ich bin der Meinung, dass unsere Zivilisation bei weitem nicht die erste auf der Erde ist, und das verlorene Wissen dieser Zivilisationen tragen wir heute noch in uns - und immer mehr Menschen wenden es auch wieder an. Wussten Sie beispielsweise, dass in Russland bis heute von jedem Fünften Gebete zum Heilen verwendet werden und dass in jeder russischen Familie Schröpfgläser zu finden sind, die bei Erkältungen verwendet werden? Wussten Sie, dass es alleine in Moskau 25000 Heiler gibt, die mit dem alten Wissen der Vorfahren und mit Musik heilen? Wussten Sie, dass Musik als Heilmittel eingesetzt werden kann? Wissen Sie, dass klassische Stücke neue Kräfte verleihen und das Immunsystem stärken und dass die Trommelmusik uns beim Abnehmen unterstützt? Diese Informationen mögen erstaunen, basieren jedoch auf Erkenntnissen meiner russischen Vorfahren. Schon als Kind lernte ich von meiner Oma Walja die so genannten Seelen- und Körpertricks, die mein Leben und das Leben meiner Klienten bis heute erleichtern. Ihre Mutter Anastasija verwendete die gleichen Methoden bereits im Jahr 1870. Heute gebe ich diese Seelen- und Körpertricks an Sie weiter, damit auch Ihr Leben leichter und schöner, Ihre Seele freier und Ihr Körper gesünder wird.

Mit diesem Buch versuche ich aber nicht nur, Ihnen eine "Pille" zu geben, sondern ich will Sie vielmehr anregen, bei sich selbst nachzufragen, was die Ursachen Ihres Leidens sind. Versuchen Sie, den wahren Grund Ihres Leidens zu erkennen, und fragen Sie das Universum, was Sie daraus lernen sollen. Natürlich erhebt mein Buch keinen Anspruch auf Vollständigkeit. Es wäre auch unmöglich, sämtliche Erkenntnisse aus mehreren Jahren meiner Forschung in einem einzigen Buch bis ins Detail zu beschreiben.

Unsere Aura

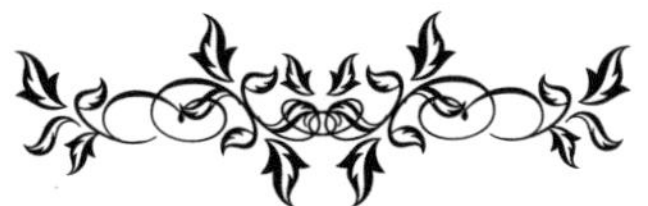

Aurastärkung und Energiesteigerung

Die Aura ist der Energiekörper eines Menschen oder dessen "Ausstrahlung", die den Körper von Geburt an umgibt und die dafür empfängliche Menschen als den Körper umwabernde Farben oder Lichter wahrnehmen können. Aurasichtige Menschen nehmen die Aura als neblige, pulsierende Silberwolke, die mit der Zeit die Farbe verändern kann, wahr. Dies geschieht durch die Umgebung, durch Energieaustausch von einem Menschen zum anderen und durch Wesensveränderung. Auch durch die Kirlianfotografie kann man die Aura eines Menschen sichtbar machen, genauso sieht man Auren übrigens auch auf Ikonen und heiligen Bildern. Die Aura ist unser Energiemantel - sie schützt uns. Die Aura eines normalen Menschen ist zudem in der Lage, sich zu verändern und auszudehnen - und zwar von einem Meter bis zu mehreren Kilometern.

Der menschliche Körper ist in der Lage, ein Energievolumen aufzubauen, das immer gleich ist. Wenn wir also sagen, dass wir energielos sind, meinen wir eigentlich, dass wir gute Energie verloren und schlechte aufgetankt haben. Wenn sich ein Mensch beispielsweise in ungünstiger Umgebung befindet, zu wenig Kontakt zur Natur hat, leidet er an solchen Energieverlusten. In diesem Fall bedeutet ein Energieverlust also, dass man viel zu viel positive Energie durch negative Energie ausgetauscht hat.

Für Menschen, die in dieser Situation sind, biete ich ein mehrwöchiges Programm des Energieauftankens an. Doch auch die folgenden Übungen bringen Ihnen kosmische Energie. Stellen Sie sich dabei vor, dass die kosmische Energie in Ihren Körper fließt und ihn wie einen Luftballon mit Wasser füllt.

1. Woche

Sie sollten versuchen, sich dreimal täglich, am besten nach dem Essen, mindestens acht Minuten lang zu bewegen. Danach nehmen Sie Platz und schließen die Augen. Ihre Hände legen Sie mit den Handflächen nach oben auf den Schoß. Nun stellen Sie sich vor, dass durch Ihre Handflächen Sonnenenergie getankt wird.

Einmal am Tag legen Sie sich nach dieser Übung zum Meditieren auf den Boden. Hören Sie meine CD "Goldene Mitte", und entspannen Sie sich. Nach der Meditation atmen Sie acht Sekunden lang tief ein (zählen Sie einfach eins und zwei und drei und ... bis acht, was genau acht Sekunden entspricht), halten den Atem acht Sekunden und atmen acht Sekunden aus. Die ganze Übung dauert 24 Sekunden, was einem heilenden Dreieck entspricht; jede Seite dieses Dreiecks gleicht acht Energieeinheiten. Diese Atemübung machen Sie zehn bis zwölf Minuten lang.

2. Woche

In der zweiten Woche machen Sie das Gleiche wie in der ersten Woche, verlängern jedoch die acht Sekunden auf zehn Sekunden. Dabei sollten Sie das rechte Nasenloch zuhalten und durch das linke Nasenloch ein- und ausatmen. Zusätzlich sollten Sie 30 Sekunden lang an beiden Ohrläppchen ziehen.

3. Woche

Die dritte Woche ist wie die zweite Woche, Sie halten allerdings das andere Nasenloch zu. Das Ein- und Ausatmen bleibt bei zehn Sekunden. Anstatt an den Ohrläppchen zu ziehen, klopfen Sie aber mit den Zeigefingern an die Nasenflügel.

4. und 5. Woche

Die 4. und 5. Woche sind wieder gleich. Sie üben jetzt das Ein- und Ausatmen durch eine Seite, ohne ein Nasenloch zuzuhalten. Das Intervall zum Ein- und Ausatmen geht nun auf 12 bis 15 Sekunden. Sie dürfen ruhig bis zu 25 Minuten lang üben.

6. Woche

Jetzt erhöhen Sie die Übung auf 30 Minuten am Tag. Während dieser Woche werden Sie verstärkt bemerken, dass Sie viel Energie gewonnen haben. Durch diese energetische Nahrung bekommen Sie rote Bäckchen, die Augen beginnen zu glänzen und Sie haben einen klaren Blick – Sie sehen gesund aus.

7. Woche

Ab der siebten Woche können Sie Ihr Energiepotenzial noch mehr steigern. Dafür machen Sie die folgenden Übungen, wobei jede Übung viermal nacheinander wiederholt werden sollte. Schon nach einem halben

Jahr haben Sie dadurch eine sehr mächtige Aura. Die Genesungszeiten verkürzen sich, das Körpergewicht normalisiert sich und Allergien werden weniger oder verschwinden ganz. Ein Tag mit diesen Übungen entspricht vier Wochen Hatha-Yoga.

Übung 1

Atmen Sie tief ein, und spannen Sie Ihre ganze Muskulatur an. Halten Sie die Spannung bis zu sechs Sekunden an, und lassen Sie dann los.

Übung 2

Stellen Sie sich mit schulterbreit gegrätschten Beinen auf, und legen Sie Ihre Hände seitlich an den Körper. Atmen Sie tief durch die Nase ein, machen Sie gleichzeitig mit den Händen eine Faust und halten Sie den Atem und die Spannung fünf Sekunden lang. Lassen Sie danach los, und atmen Sie durch den Mund aus. Beugen Sie sich anschließend nach vorne, so dass Ihre Hände den Boden berühren. Dann gehen Sie wieder in die Ausgangsposition zurück.

Übung 3

Stellen Sie sich mit schulterbreit gegrätschten Beinen auf, beugen Sie sich nach vorne und versuchen Sie, den Boden mit Ihren Fingern zu berühren. Währenddessen atmen Sie normal. Dann atmen Sie schnell durch die Nase ein und richten sich dabei wieder auf. Jetzt beugen Sie sich nach hinten und atmen danach aus.

Die Aura wahrnehmen durch den farbigen Auratest

Wir können die Aura visuell und über Gefühle erkennen. Schließen Sie die Augen, und versuchen Sie, die Energie eines Menschen wahrzunehmen. Nehmen Sie sich ruhig zwei bis drei Minuten Zeit dafür. Verwenden Sie auch meinen Test, den Sie weiter unten finden.

- Sehen Sie die Farben **Gelb und Gold**, deutet das auf einen spirituellen Menschen hin. Er ist ein Energiespender.

- Nehmen Sie **Rot** wahr, deutet das auf einen Energie produzierenden Menschen hin, der gerne Energien weiterleitet.

- Sehen Sie **Orange** im Aurafeld, zeigt dies ein niedriges bis mittleres Energiepotenzial an. Solch ein Mensch ist sozial in seiner Art, jedoch leicht erregbar und in der Lage, Ihre Energie abzuziehen. Andererseits kann ein solcher Mensch oft die Energie auch an Sie weiterleiten, falls Sie selbst zu wenig Potenzial haben; er ist also ein Energieverteiler und kann Energie sowohl geben als auch nehmen.

- Sehen Sie **Grün**, ist der Mensch in der Lage, durch seinen Geist zu heilen (Mutter-Teresa-Farbe).

- **Hellblau und Türkis** deuten auf eine starke kosmische Verbindung zum Universum hin. Solch ein Mensch kann Energien gut aufnehmen und weiterleiten.

- Sehen Sie **Königsblau**, zeigt das einen gutmütigen Menschen an, der Energie nehmen und geben kann.

- **Magenta** zeigt einen Menschen, der Energien produziert und weiterleitet, jedoch auch Energie saugen kann.

- **Lila/Violett** zeigt uns einen universellen Energieverteiler, der an einigen Tagen unbewusst Energie weiterleitet und sie an anderen Tagen aufnimmt.

- **Braun und Schwarz** zeigen einen Menschen an, der Energien braucht und bewusst oder unbewusst absaugt.

Unser sichtbarer wie auch unsichtbarer Körper entspricht der alten indischen Vorstellung der sieben Anfänge in der metaphysischen Welt: Jeder Planet hat sechs Trabanten oder Sphären als Begleiter. Wie im Kapitel "Die sieben Sphären ..." näher erläutert, hat der Mensch auch sieben energetische Sphären, die miteinander verbunden sind.

Sie können die Aura oder auch eine der Sphären visuell wahrnehmen, wenn Sie folgenden Test machen. Nehmen Sie ihn in die Hand, und sehen Sie durch das Loch einen Menschen an. Halten Sie das Bild circa 100 Zentimeter von der Person und 20 Zentimeter von Ihrem Gesicht entfernt. In der Regel werden Sie nach circa zwei bis fünf Minuten pulsierende Farben der Aura dieser Person erkennen können. Sollten Sie Verdunkelungen sehen, führen Sie eine im Buch beschriebene Reinigung durch. Wiederholen Sie den Test mehrmals mit verschiedenen Personen.

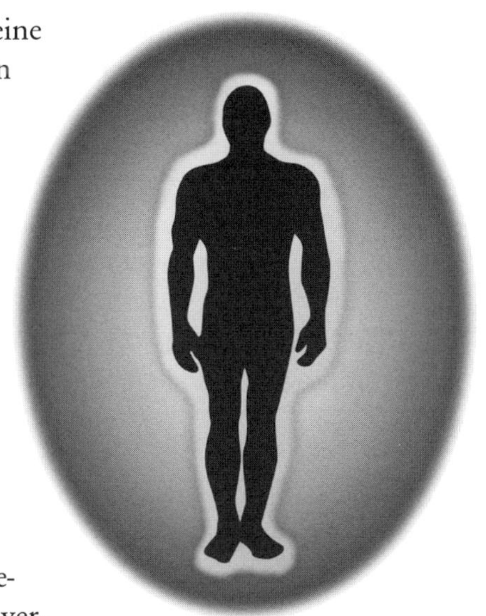

Vadims schamanische Aurakorrektur durch sieben geweihte Öle – Schamanic Aurareading

Bis jetzt durften nur einige meiner Schüler in das System eingeweiht werden, und tausende meiner Klienten erlebten die schamanische Korrektur selbst und sind begeistert! Doch nun können auch Sie von diesem wirkungsvollen System profitieren.

Das System der schamanischen Aurakorrektur basiert auf einer alten schamanischen Tradition und der unserer Ahnen. Es ist für Erwachsene, Kinder jeden Alters, Tiere und Pflanzen geeignet. Durch die Korrektur können Sie sich nun in Ihre goldene Mitte bringen. Machen Sie alles wie hier beschrieben.

Lassen Sie mich vorab ein Beispiel anführen, das viele Menschen kennen: Jemand betritt einen Raum, und plötzlich wirkt dieser Raum heller und heller ... Er wird von einer besonderen Kraft durchströmt. Was ist passiert? Viele sagen zu diesem Menschen: Er hat Charisma. Es handelt sich vielmehr um dessen Aura, die die Energie des Individuums widerspiegelt, die Kraft seiner Seele. Auch Sie haben diese Kraft.

Menschen sind, wie wir erfahren haben, von Geburt an durch ein Energiefeld, die Aura, geschützt - jeder von uns. Dieses Feld ist wie ein Ei, bestehend aus 74 Schutzschichten. Doch unsere Aura ist angreifbarer als unser Körper, und nicht selten werden wir auch auf unbewusster Ebene von anderen Menschen angegriffen. Durch eine Korrektur können wir Körper und Seele jedoch schützen und intakt halten.

Haben Sie sich schon einmal gefragt, warum etwas geschieht, was Sie nicht wollen oder sogar gezielt vermieden haben? Haben Sie schon einmal bemerkt, dass genau das Ungewollte von Ihnen magisch angezogen wird? Hatten Sie Angst, verlassen zu werden, und dann wurden Sie verlassen, oder wenn Sie sich vor Hunden fürchteten, gingen die Hunde auf Sie los und bellten Sie an? Nur Zufall? - Nein! Das ist bestimmt kein Zufall. Auch wenn wir Geld verlieren, krank werden oder einfach eine Pechsträhne haben, ist das kein Zufall. Zufälle gibt es nämlich nicht auf dieser Welt.

Warum passiert dann aber so etwas? Es gibt eine plausible Erklärung, die uns staunen lässt: Verantwortlich dafür sind unsere eigene Energie und das Aurafeld. Dominiert eine Aurafarbe zu stark, stoßen wir etwas ab. Fehlt uns dagegen eine Farbe, werden wir für Unangenehmes anfällig. Verlieren wir zu viel Farbe oder bekommen zu wenig, dann ziehen wir negative Energien an; so entstehen Auralöcher und Auraverdunklungen.

Gibt es hier keine Möglichkeit, dies zu verändern? Doch, die gibt es! Das ist die Aurakorrektur, deren Beschreibung Sie gerade in der Hand halten! Sie mögen sich nun fragen, was Ihnen diese Korrektur genau bringen kann? Nun, durch Arbeit mit schamanischen Auraölen können Ihrer Aura die fehlenden Farben gegeben und zu dominierende Farben ausgeglichen werden. Mangelt es Ihnen z. B. an Liebe, ist meist auch ein Mangel an roter oder rosa Farbe in Ihrem Aurafeld gegeben. Mangelt es beispielsweise an Geld, so hat man kaum Grün oder Blau in der Aura. Bei Karmabeziehungen mangelt es an Violett und so weiter.

Dies ist durch die komplexe Verwendung der Öle korrigierbar, die Aurakorrektur ermöglicht dabei sogar eine direkte Reparatur dort, wo sie nötig ist. (Wurde die Aura bereits angegriffen, können wir sie mit den Ölen auch komplett wiederherstellen.) Dadurch wird es Ihnen besser gehen; Sie werden neue Menschen anziehen, Ihre Umwelt verändern und sich wohler fühlen. Die Wirkung lässt nicht lange auf sich warten: Die Korrektur geschieht in einem einmonatigen Prozess, Sie verwenden die Öle also nur 30 Tage lang. Danach geschieht die Korrektur sogar weitere vier bis fünf Monate automatisch - ohne die Verwendung der Öle.

Die Zubereitung der Öle

Nehmen Sie sieben Gläser, und füllen Sie diese mit Rapsöl. Geben Sie dann in jedes Glas Blumen oder Früchte, schließen Sie die Gläser und lassen Sie sie stehen. Wichtig ist noch: Jede Blume oder Frucht muss dabei eine andere Farbe haben. Das Öl nimmt die Farbe aus der Blume oder aus der Frucht auf und speichert diese. Nach zehn Tagen sind die Öle fertig und können verwendet werden.

Bedeutungen der Farben/Öle

Das Auraöl Nr. 1 für die Liebe
ROT
Legen Sie eine rote Rose oder eine andere rote Blume in das Glas.
Chakraentsprechung: Wurzelchakra
Themen: Liebe, Kummer, Treue, Selbstliebe, geliebt werden,
lieben lernen, gute Laune, Geborgenheit, Gelassenheit

Das Auraöl Nr. 2 für die Kraft
ORANGE
Legen Sie ein Stück Orange oder eine kleine orangefarbene Gladiole
in das Glas.
Chakraentsprechung: Sakralchakra, Sexualchakra
Themen: Energie, Kraft, Wohlbefinden, geistige Heilung,
Reinigung von negativen Energien, etwas bewegen

Das Auraöl Nr. 3 für das Haus
GELB
Legen Sie ein Stück Zitrone oder Narzissen in das Glas.
Chakraentsprechung: Solarplexus-Chakra
Themen: Haus, Wohnbereich, Grundstücksreinigung, gegen böse

Geister, gegen böse Nachbarn und für Ruhe im Haus und in der Familie, gibt Geduld

Das Auraöl Nr. 4 für das Geld
GRÜN
Legen Sie Eukalyptus oder Basilikum in das Glas.
Chakraentsprechung: Herzchakra
Themen: Finanzen, Erfolge, Gewinne, Anerkennung, Lebensfreude

Das Auraöl Nr. 5 für den Schutz
BLAU
Legen Sie Lavendel oder eine Passionsblume in das Glas.
Chakraentsprechung: Kehlkopfchakra
Themen: ergänzt Auralöcher und fehlende Farben, wirkt gegen Stress, gibt Glück und Schutz; Antiaging und Verjüngung

Das Auraöl Nr. 6 für den Zugang zu den Engeln
INDIGO oder VIOLETT
Legen Sie Jasmin oder ein Stückchen Feige in das Glas.
Chakraentsprechung: Drittes Auge
Themen: Gaben, Spiritualität, Talente, Magie, Engelkontakt finden, das innere Kind kennen lernen, zur Natur finden, Kanäle öffnen, das Dritte Auge öffnen, gegen den "bösen Blick"

Das Auraöl Nr. 7 gegen Karmaprobleme
KLAR
Legen Sie eine rosa Rose in das Glas.
Chakraentsprechung: Scheitelchakra
Themen: Karmaursachen-Behebung, gegen Gefahren, verzeihen lernen, Los- oder Zulassen, Regeneration der Seele, gegen Strahlen

Alle sieben Öle haben eine ausgleichende, schützende und reinigende Wirkung in einem. Öle sind Energie- und Informationsträger - durch ihr Auftragen und Einatmen sowie das Anfassen der Gläser, in denen sie sich befinden, werden diese kostbaren Energien an Sie übertragen. Somit wird die sofortige Reparatur des Aurafeldes ermöglicht.

Wie wende ich die Öle richtig an?

Füllen Sie die Öle aus den Gläsern in kleine Flaschen um, und ziehen Sie intuitiv mit geschlossenen Augen eine von den sieben Flaschen aus der Schachtel. Dies ist Ihre persönliche Therapieflasche, die Sie täglich brauchen werden, bis die Flasche leer ist. Lesen Sie nach, welches Thema bei Ihnen durch das Öl korrigiert werden soll, und betrachten Sie die Farbe des Öles. Diese Ölfarbe fehlt nämlich Ihrer Aura, und genau diese Energie brauchen Sie. Der Duft bringt Ihrem Unterbewusstsein weitere Informationen.

Ziehen Sie zusätzlich täglich mit geschlossenen Augen immer wieder eine weitere von den restlichen verbliebenen Flaschen zur Ergänzung hinzu. Somit haben Sie jeden Tag dieselbe Flasche (Therapieflasche) und immer wieder eine neue Flasche, die Sie täglich ebenfalls verwenden.

Schütteln Sie beide Flaschen immer mit beiden Händen, zuerst jedoch mit der linken Hand, als die dem Herzen zugeordnete, eine Minute lang. Geben Sie dann einen Tropfen aus der Therapieflasche auf die linke Handfläche, und verteilen Sie diesen. Geben Sie dazu auch immer einen Tropfen aus der frisch gezogenen zweiten Flasche.

Lassen Sie die Öle kurz auf sich wirken (circa 30 Sekunden lang). Nun atmen Sie diese zwölfmal hintereinander ein. Führen Sie diesen Vorgang ein- bis dreimal täglich durch. Dies reinigt Ihre Aura, korrigiert die fehlende Farbe und verschließt die Auralöcher.

Ziehen Sie nun mit den Händen immer ein Ei um sich herum, und geben Sie dann einen Tropfen Therapieöl aus der zuerst gezogenen Flasche auf das Dritte Auge. So nimmt Ihre Aura die fehlende Farbe auf.

Diese hautverträglichen Öle können auch auf die Chakrabereiche und auf die Haut aufgetragen werden. So gleichen sie alle Energien im Körper aus. Bei Kleinkindern sollte man das Öl jedoch nur auf Füße und Hände auftragen.

Die Flaschen sollten nur von Ihnen selbst am Glas angefasst werden. Andere Personen dürfen Ihre Flaschen nicht berühren. Sollte dies dennoch passieren, legen Sie die Flaschen für 30 Minuten in einen Behälter mit Meersalz – danach sind die Öle gereinigt und können weiterverwendet werden. Man sollte die Therapieflasche vollständig aufbrauchen; sie reicht für die komplette, vollständige Korrekturzeit von 30 Tagen.

Sie können mit den Ölen auch Ihr Haus reinigen und es gegen negative Energien versiegeln. Nehmen Sie dafür einen Tropfen von Auraöl Nr. 3, und suchen Sie sich zusätzlich intuitiv noch ein Fläschchen aus, aus dem Sie einen Tropfen Öl auf den Zeigefinger geben, nun vermischen Sie es mit dem ersten Tropfen von Öl Nr. 3. Ziehen Sie damit nun Kreuze an allen Türstöcken, wie nachfolgend dargestellt, und wiederholen Sie den Vorgang dreimal innerhalb einer Woche. Bei einer Grundstücksreinigung wird etwas Öl auf die Erde getropft.

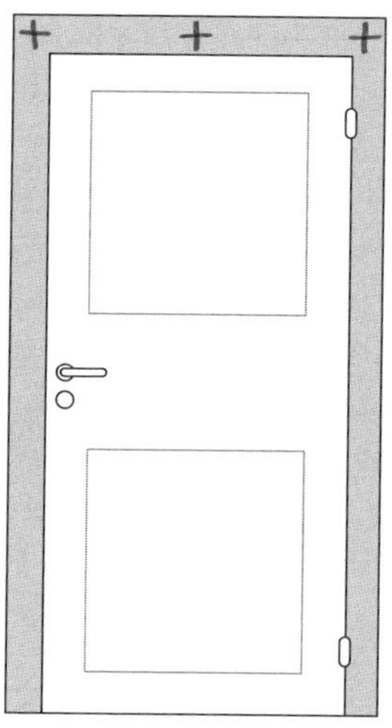

Genauso können Sie mit den Ölen Ihre Pflanzen beleben. Gehen Sie dazu folgendermaßen vor: Nehmen Sie einen Tropfen von Auraöl Nr. 1, mischen Sie dazu zwei Tropfen von Auraöl Nr. 3 und dazu noch zusätzlich zwei Tropfen von Auraöl Nr. 7. Vermischen Sie alles gut, und geben Sie das Öl ins Wasser. Damit gießen oder besprühen Sie Ihre Pflanzen. Dieser Vorgang wird nur ein- bis dreimal durchgeführt.

Außerdem können Sie Ihre Lebensprobleme direkt nach einem Thema behandeln. Suchen Sie dazu eine Flasche aus, die Ihr Thema anspricht, zum Beispiel Auraöl Nr. 1 gegen Liebeskummer oder Auraöl Nr. 4 gegen Geldprobleme. Schütteln Sie die Flasche mit der linken Hand eine Minute lang. Geben Sie dann einen Tropfen aus der Flasche auf die linke Handfläche, und verteilen Sie diesen. Lassen Sie das Öl kurz auf sich wirken (30 Sekunden lang). Nun atmen Sie dieses zwölfmal hintereinander ein. Führen Sie diesen Vorgang ein- bis dreimal täglich durch.

Sie können diese sieben Öle auch direkt auf die Chakrabereiche auftragen. Beachten Sie dazu bitte die Chakraentsprechung der Öle.

Häufig gestellte Fragen:
Wie lange dauert die Korrektur, und wie lange hält sie an?
Eine Aurakorrektur dauert mindestens 30 Tage und kann beliebige Male wiederholt werden. Sie hält von Person zu Person unterschiedlich an. Meistens reicht eine Korrektur pro Jahr aus.

Wie oft sollte ich die Korrektur wiederholen?
Man kann die Korrektur zwei- bis dreimal im Jahr durchführen.

Sind die Öle hautverträglich?
Ja.

Mögliche Reaktionen:
Es ist möglich, dass es zu emotionalen Reaktionen kommt. Diese sollten Sie genau beobachten, denn sie tragen Informationen aus Ihrem Unterbewusstsein in sich. Viele Menschen empfinden Wärme, ein Kribbeln, ein Ziehen in den Gelenken, ein Schwebegefühl oder die Verdauung stimmt sich ein, kurz anhaltendes Schwindelgefühl, Wein- oder Lachausbrüche sowie kurz anhaltende Übelkeit, die eine energetische Reinigung bestätigen, sind ebenfalls beobachtet worden. Es muss aber keine Reaktion stattfinden.

Warnhinweis: Bitte nicht vor dem Autofahren und nicht bei einer Schwangerschaft anwenden!

Kunden-Erfahrungsberichte

"Die Aurakorrektur habe ich gefühlt. Ich habe geweint und nachher auch gelacht. Ist das normal? Und es hat gekribbelt an Füßen und Händen. Ich danke dir von ganzem Herzen für deine Arbeit, du bist großartig, mach weiter so. Alles Liebe S. A."

"Hallo Vadim, ich habe nach der Aurakorrektur mittlerweile Energie wie ein ganzes Elektrizitätswerk. Ich denke, es ist eine gute Mischung aus deinem Amulett, der Heilgebete-CD und der Aurakorrektur. Manchmal denke ich, ich bin eine andere Maria: Zum Beispiel brauche ich nach einem zwölfstündigen Nachtdienst nur Schlaf oder vielmehr Schläfchen von dreieinhalb Stunden. Ich bin fit wie nach einem langen Urlaub ... sehe auch so aus. Und ich freue mich auf weitere Wunder ... Allerliebste Grüße Maria"

"Hallo Vadim, ich habe deine CDs mehrmals angehört und die Aurakorrektur von dir ausprobiert. Ich hatte ein Kribbeln am ganzen Körper und bekam eine Gänsehaut. Mein Körper hat wohl die ganzen Schwingungen von dir aufgenommen. Auch habe ich gestern öfters verschwommen einen gepunkteten Tiger gesehen, der auf mich zukam, als ich meine Geistführerin gerufen habe. Grüße S."

"Zuerst liebe Grüße von mir. Ich möchte dir berichten, wie wirkungsvoll deine Aurakorrektur war. Ich hatte durch eine falsche Bewegung starke Rückenschmerzen bekommen und konnte kaum laufen. Ich hörte deine CD 'Die heilenden Gebete' und verwendete deine Aurakorrektur dazu. Ich stand nach ein paar Minuten auf und spürte keine Schmerzen mehr. Vor lauter Freude habe ich sofort Musik aufgelegt und fröhlich getanzt. Ich fühlte mich großartig."

"Hallo Vadim, seit wir beide Aurakorrektur erlebt haben, fühlen wir uns innerlich sehr viel ausgeglichener. Auch unsere fünf Monate alte Enkeltochter wirkt ruhiger. Wir denken, dieses Feedback ist eine enorme Bestätigung deiner Aussagen über die Wirkung der Korrektur."

"Lieber Vadim, hier schon mal ein Feedback: Nach fünf Tagen hatte ich in der Nacht starken Durchfall. Nun fühle ich mich wie neu; die Reinigung fand statt. Viel Licht und Liebe A."

"Hallo Vadim, danke für die Aurakorrektur. Ich habe heute Nacht nach vielen Jahren endlich wieder wie ein Stein geschlafen! Danke nochmals dafür, liebe Grüße S."

"Hallo Vadim, am 15. Juli hast du eine Aurakorrektur bei mir vorgenommen. Am darauf folgenden Tag war ich zuerst nur müde, aber es war eine schöne Müdigkeit, so als wenn eine Last von mir abgefallen wäre. Am nächsten Tag war alles wieder normal, und es ging mir endlich und nach Jahren gut. Ich danke dir. D."

"Hallo lieber Vadim, als Erstes möchte ich mich bedanken für die Aurakorrektur, die du bei mir gemacht hast. Im Schlaf wurde es mir kurz nach Mitternacht von innen ganz warm, und ich wurde wach von der Wärme. Danke. W."

"Vadim! Ich wollte dir zur Aurakorrektur nur eine kurze Rückmeldung geben: Nach der Korrektur sind gleich zwei Geldbeträge auf mich zugekommen, mit denen ich überhaupt nicht gerechnet hatte. Ich habe, wie du mir empfohlen hattest, deine Aurakorrekturöle verwendet. F."

"Hallo Vadim, war schön, das Treffen in der Aura. Ich erzähle mal kurz, wie ich die geistige Verbindung erlebt habe. Nach dem Auftragen der Öle habe ich Energien empfangen wie bei einer Energieübertragung - von den Füßen nach oben steigend und durch die Handflächen in den Oberkörper. Mir wurde auch warm. Zuerst dachte ich, das kommt von meinem Husten, da ich kurz vor 12 Uhr einen heftigen Hustenanfall hatte. Davon wird einem ja auch warm. Dann aber merkte ich, dass es mir gegen 12.40 Uhr ganz plötzlich an den Beinen kalt wurde. Deshalb denke ich doch, dass die Wärme, zumindest nach dem Husten, von dir kam. Alles Liebe M. A."

"Hallo, lieber Vadim, vielen Dank für die Aurakorrektur. Gestern habe ich Wärme an den Beinen gespürt (wie eine leichte Walze) und kurzzeitig eine 'weiße' Kühle am Kopf - dann bin ich eingeschlafen ... Meine morgendlichen leichten Rückenschmerzen waren übrigens heute nicht da. Viele Grüße W."

"Hallo Vadim, heute ist es mir körperlich recht schlecht gegangen: Ich bin heute Nacht mit Halsschmerzen aufgewacht und habe *mich so über den Tag geschleppt. Ich hatte auch noch erhöhte Temperatur. Das erinnert mich an einen Grundsatz der Homöopathie: Erst kommt die Erstverschlimmerung und dann die Linderung. Nun ist es Abend, und ich fühle mich perfekt! H."*

"Hallo Vadim! Ich habe gestern die Aurakorrektur extrem gespürt. Zuerst Kälte, dann Wärme und danach das Kribbeln. Danke und Grüße W."

"Hallo Vadim, ich spüre die Aurakorrektur sehr. Ich habe gestern sehr schlecht geschlafen. Ich bin ein paar Mal wach geworden und habe gedacht, es würden sich Menschen unterhalten. Dann habe ich mich an meiner Balkontür wiedergefunden (da wurde ich erst wach), als ich schon das Rollo hochgezogen hatte und nachschauen wollte, wer dort spricht. Natürlich war niemand da ..."

"Lieber Vadim, wir möchten uns recht herzlich für deine Arbeit bedanken, die du für uns gemacht hast. Bei der Korrektur verspürten zwei von uns Kribbeln und Wärme, eine innere Ruhe."

"Lieber Vadim, ich wollte dir kurz berichten, was mir aufgefallen ist an mir: Durch die Korrektur meiner Aura mit Hilfe deiner Methode musste ich heute Morgen weinen. Ich habe mich über meinen Ex-Ehemann geärgert. Sonst empfinde ich Wut und Ärger, aber dieses Mal war ich nur sehr traurig, und die Tränen flossen, obwohl ich unter Leuten war."

"Hallo Vadim, bei der Aurakorrektur habe ich Wärme in beiden Armen gespürt; da kam zweimal ein Kribbeln. Ich habe seitdem jede Nacht nur schöne Träume. Ich habe die Aurakorrektur total stark gespürt!"

"Lieber Vadim, die Korrektur hat gewirkt! Ich habe meinem Sohn das Öl aufgetragen, wie du gesagt hast. So hat er seine wichtige Klausur, bei der er schon einmal durchgefallen ist, bestanden. Und siehe da: Er hat sie bestanden mit der Note 1,0. Ich konnte es fast nicht glauben! Danke, danke, danke!"

Reinigung der Chakren im geschlossenen Kreis

Sollten Sie den Verdacht haben, dass Ihre Chakren blockiert sind, können Sie eine direkte Chakrareinigung durchführen: Falten Sie Ihre Hände wie zum Gebet, und merken Sie sich, aus welcher Hand die Energie hinausfließt (gebende Hand) und in welche Hand sie hereinfließt (nehmende Hand). Die gebende Hand bei Männern ist die rechte, bei Frauen ist es die linke sowie umgekehrt, also die nehmende Hand bei Männern ist die linke und bei Frauen die rechte. Stellen Sie sich nun vor, dass die Energie aus der gebenden Hand in die nehmende Hand mit zunehmender Geschwindigkeit fließt. Versuchen Sie sich auch vorzustellen, dass die Energie durch die Hände über die Ellenbogen und die Schultern den Kreis schließt und wie die Energie sich bewegt. Sollten Sie fühlen, dass sich die Energie an irgendeiner Stelle staut, ist Ihr Kanal verstopft. Machen Sie diese Übung so lange, bis Sie spüren, dass die Energie frei fließt.

Setzen Sie sich danach auf einen Stuhl. Legen Sie Ihre linke Hand auf die rechte Fußsohle, und stellen Sie sich vor, wie die Energie in diesem geschlossenen Kreis fließt. Machen Sie dasselbe mit der rechten Hand und der linken Fußsohle. Legen Sie nun die gebende Hand auf Ihr Sakralchakra vorne und die nehmende Hand auf das Steißbein. Halten Sie die Hände drei bis fünf Minuten lang in dieser Position, und wechseln Sie dann die Hände. Legen Sie Ihre gebende Hand auf das Steißbein und Ihre nehmende auf das Kronenchakra; so bilden Sie eine Acht, indem die Energie von der gebenden Hand durch die Wirbelsäule zu der nehmenden Hand fließt.

Die sieben Sphären des kosmischen Seins

Neben der Aura haben wir jedoch noch weitere uns umgebende Körper, auf die ich hier kurz eingehen möchte. Unser sichtbarer und unsichtbarer Körper entspricht der alten indischen Vorstellung der sieben Anfänge in der metaphysischen Welt, wonach jeder Planet sechs Trabanten oder Sphären als Begleiter hat. Demnach hat auch der Mensch sieben energetische Sphären, die miteinander verbunden sind.

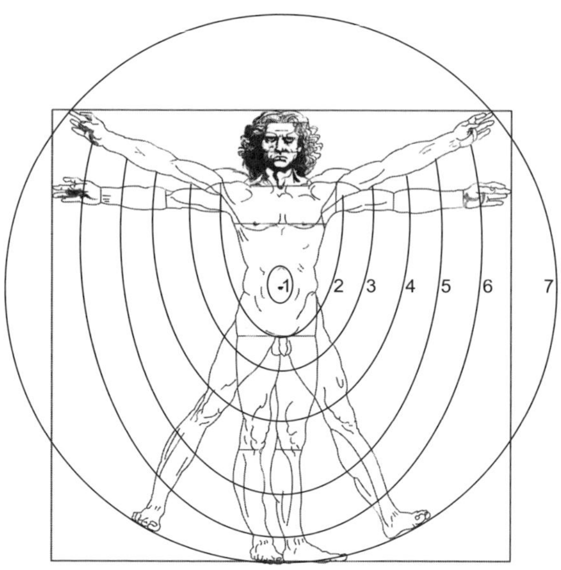

Im Folgenden erkläre ich Ihnen die sieben Sphären des kosmischen Seins eines Menschen:

1. **Die erste Sphäre** ist unser physischer Körper. Er ist sterblich und am besten erforscht. Diese Sphäre wird durch Chakren und Meridiane energetisch unterstützt.

2. **Die zweite Sphäre** und alle weiteren sind unsichtbar. Die zweite Sphäre wird von vielen Autoren als Ätherkörper bezeichnet. Da wir in einer energetischen Welt leben, die gefüllt ist mit Lebensenergie, ist der Ätherkörper in der Lage, diese Energie, auch Prana genannt, aufzunehmen und an den physischen Körper weiterzuleiten. Aurasichtige Menschen nehmen den Ätherkörper visuell wahr. Je heller ein Körper leuchtet, desto gesünder ist der Mensch. Diese Sphäre hat auch eine direkte Verbindung zu den Chakren. Sollten Sie von einem energetischen Vampir angegriffen werden, geht das Energiepotenzial im Ätherkörper rasch verloren; so entstehen Auralöcher. Diese Auralöcher treten dabei genau in dem Organ auf, in dem Energie fehlt. Da der Ätherkörper mit dem physischen Körper (Sphäre 1 und 2) verbunden ist, ist

auch der Ätherkörper sterblich. Bitte verwechseln Sie den Ätherkörper nie mit Seelenanteilen.

3. **Die dritte Sphäre** ist unser Astralkörper, der von aurasichtigen Menschen direkt wahrgenommen wird. Der Astralkörper ist veränderlich und kann sich dehnen. Dieser Körper beeinflusst unsere Emotionen und ist mit unserem Gehirn sehr stark verbunden, besonders mit der rechten Gehirnhälfte. Durch das Nabelchakra Manipura ist diese Sphäre mit der Energie der Mutter Erde verbunden.

4. **Die vierte Sphäre** ist der Mentalkörper. Er ermöglicht die Entwicklung unseres Intellekts. Der Mentalkörper ist wie unser Geburtsschein, der uns vom Kosmos ausgestellt wird (Sternzeichen und ihre Charaktereigenschaften).

5. **Die fünfte Sphäre** ist unser karmischer Körper (Kausalkörper). Er stellt die Energie der Summe aller Taten der Seele und der karmischen Aufgaben dar. Durch das Kehlkopfchakra (Visuddha) ist der karmische Körper mit dem physischen Körper verbunden.

6. **Die sechste Sphäre** ist unser intuitiver Körper. In diesem befinden sich die unbewusste Kreativität und Talente. Mit dem physischen Körper ist der intuitive Körper durch das Stirnchakra oder das so genannte Dritte Auge (Ajan) verbunden.

7. **Die siebte und letzte Sphäre** stellt unser kosmisches Sein dar und beendet unseren energetischen Kokon.

All diese sieben Sphären sind durch Chakren und Meridiane miteinander verbunden, und die gesamte Meridianenergie wird als Kundalinikraft bezeichnet. Sollte in einem Chakra eine Blockade entstehen, hat das eine direkte Auswirkung auf eine oder mehrere der Sphären. Tipps, wie man solche Blockaden beseitigen kann, finden Sie in diesem Buch unter "Eine wichtige Übung für die Chakren ..." wie auch im nachfolgenden Kapitel.

Die energetischen Ursachen von Krankheiten sowie deren Behebung

Warum werden wir eigentlich krank?

Wir sind umgeben von Schwingungen, alles schwingt – nicht nur lebende Zellen oder Organismen, sondern auch unbelebte Moleküle und Atome, die uns umgeben. Die ganze Welt schwingt.

Alles, was uns umgibt, stellt also verschiedene Kraftfelder dar, und mit diesen Kraftfeldern arbeiten Heiler in aller Welt. Sie nutzen die Kraft der Wärme und der Farben sowie die Kraft der Elemente und der Musik. All dies sind Schwingungen, die wir täglich aufnehmen. Diese Kraftfelder können für uns stimmig oder nicht stimmig sein. Unser Lebensgefühl hängt demnach davon ab, welcher Schwingung wir uns aussetzen, und wenn wir uns wohl fühlen, schwingen unser Körper und unsere Seele ...

Wörtlich übersetzt bedeutet "Resonanz" so viel wie "Zurücktönen", es ist die Übereinstimmung von zwei gleichen Schwingungen. Jeder kennt den einfachen Versuch aus der Schule: Man nimmt eine Stimmgabel und schlägt sie an; danach wird eine zweite Stimmgabel, die auf den gleichen Ton abgestimmt ist, auch angeschlagen und schwingt nun ebenfalls mit. Diese Resonanz ist eine sehr starke Schwingung, die bis in jede Zelle unseres Körpers übertragen wird.

Wenn wir uns zwei Menschen auf der gleichen Wellenlänge vorstellen, ist die Kommunikation zwischen beiden nahezu perfekt. So findet eine Resonanz statt, die mehr schafft als jede Schwingung alleine. Zwei gleiche Schwingungen bringen also mehr als eine allein oder beide, wenn diese getrennt wirken.

Die Heilung gelingt schneller durch Resonanz als durch einzelne Energien; das heißt, wenn wir zum Beispiel ein Gebet lesen, findet die Schwingung der Worte in jede Zelle des Körpers und bewirkt die Heilung. Sollte ein und dasselbe Gebet von zwei aufeinander abgestimmten Heilern gelesen werden, deren Schwingungen identisch wirken, verstärkt dies die Wirkung des Gebetes.

Eine Energiestauung kann im Körper sehr schnell entstehen. In der Energiesprache spricht man dabei von mangelndem oder besser gesagt von abgebremstem Energiefluss; andere nennen solche Stauungen Blockierung oder Blockade.

Zu solch einer Energiestauung kommt es, wenn wir uns selbst bei etwas ausbremsen oder uns im Wege stehen, so kann sich ein natürlicher Lebensimpuls nicht ausdrücken und verhindert den Energiefluss. Eine Energiestauung oder Blockierung kann zu Energiemangel führen. Energiemangel bedeutet, zu wenig Schwingung zu haben. Verlieren wir Energie oder werden wir beispielsweise magisch angegriffen, empfinden wir Kälte und bekommen oft Fieber. Sind wir nicht geschützt, können wir erkranken, sind wir dagegen geschützt, vergeht dieser Zustand sehr schnell.

Um Ihnen diese Zusammenhänge besser erklären zu können, will ich ein Beispiel aus meinem Leben anführen: Ich hatte eine Auseinandersetzung mit einer älteren Dame. In der folgenden Nacht habe ich sehr geschwitzt, bekam Fieber und war leicht depressiv. Ich reinigte mich sofort und stellte mir durch ein Gebet ein Schutzschild auf. Die Schwingungen wurden stärker, und das Fieber verschwand innerhalb von Stunden komplett; es kam auch nicht mehr wieder.

Auch bei Erschöpfung mangelt es uns an Energie. Solch eine Erschöpfung kann durch den Umgang mit energetischen Vampiren - Menschen, von denen man sich ausgesaugt fühlt - hervorgerufen werden. Genauso kann es, wenn verschiedene Persönlichkeitsanteile miteinander im Streit liegen, zu einer Beeinträchtigung der inneren Impulse kommen, die einen Energiestau zur Folge haben. In der Folge tritt zuerst immer Energiemangel auf. Dieser entwickelt sich später zu einer Gesundheitsstörung. Dadurch werden der Energiefluss, die Resonanz und Schwingung sowie die Ausstrahlung beeinträchtigt.

Generell sagt man auch: "Je gütiger und freudiger man ist, desto seltener wird man krank." Dies ist ein karmisches Gesetz. Wir können negative Energien auch ableiten und uns vor fremden Energien schützen. Nicht umsonst tragen wir Amulette; sie leiten fremde negative Energie von uns ab. Somit spielt ein Amulett eine spezielle Rolle, die Rolle eines Blitzableiters. Kühen hängt man zum Beispiel Glöckchen um den Hals - diese ziehen die volle Aufmerksamkeit einer bösen Person auf sich und lenken somit die Negativität ab. Wir können uns natürlich keine Glöckchen um den Hals hängen, aber auch Ohrringe, Colliers und Armbänder sowie ein roter Faden oder ein rotes Tuch am Körper haben eine schützende Wirkung. Ebenso schützen Sicherheitsnadeln und ein Spiegel, am Körper getragen, unsere eigene Energie.

Eine weitere Heilerfolgsvoraussetzung ist, dass der Heiler den Klienten lieben und mögen sollte. Wenn ein Patient mir nicht gefällt, kann ich ihm nicht helfen. Man sollte mindestens etwas Kleines an dem Klienten finden, etwas, was einem gefallen könnte, auch wenn das nur ein Knopf seines Hemdes ist. Deshalb ist ein Vorgespräch immer sehr wichtig - in diesem kann ein Heiler eventuell schon etwas Positives an dem Kunden finden.

Die beste Heilzeit ist bei Voll- und Neumond. In dieser Zeit werden allerdings keine OPs durchgeführt, und in diesen beiden Mondphasen häufen sich Unfälle und Morde. Für eine Heilung ist dies jedoch die beste Zeit, weil der Patient genau an diesen Tagen mental offen ist.

Emotionale Blockaden

Durch Beleidigungen bekommen wir Kopfschmerzen, und sollte jemand zu etwas gezwungen werden, was er nicht will, bekommt er Probleme mit den Händen ... Alles nur Humbug? Mitnichten, denn wenn z. B. die Umgebung energetisch nicht passt, reagiert unsere Haut darauf, und bei einer wechselhaften Umgebung können sich nicht nur Hautveränderungen, sondern auch Übergewicht einstellen.

Daneben gibt es einige Krankheiten, die durch unterdrückte Gefühle oder Ähnliches ausgelöst werden:

Gallensteine und Koliken: versteckte, untergeordnete Aggression, die nicht gezeigt wird, Galle läuft über
Nierenstörungen: unterdrückte Trauer und fehlende Liebe im Elternhaus
Kopfschmerzen: zu viele Anforderungen an sich selbst, zu viel im Kopf machen
Durchfall: unverdaute Sorgen und Ängste
Verstopfung: Menschen, die unter Verstopfung leiden, können nicht loslassen

Allergien können auch eine Reaktion auf Stress sein. Aggressive Frauen, die unter Stress stehen, leiden oft unter Beschwerden der Atemorgane, gestresste Männer hingegen unter Nieren- und Blasenbeschwerden. Auch Blutdruckprobleme entstehen durch Stresssituationen; so ist der Bluthochdruck ein Zeichen dafür, dass der Mensch mehr Platz im Leben eines anderen einnehmen will, niedriger Blutdruck dagegen ist oft ein Zeichen dafür, dass man sich vor dominanten Menschen verstecken will.

Nachfolgend noch eine Auflistung einiger weiterer Erkrankungen und der möglichen äußeren Hinweise darauf.

Schilddrüsenunterfunktion: Man sieht trockene, raue, schuppige Hände. Die Nägel sind spröde und brüchig.

Schilddrüsenüberfunktion: Hier sieht man oft dickliche Wurstfinger. Man kann auch warme, seidige Hände haben.

Schlafstörungen: Sie machen sich durch feucht-kalte Hände bemerkbar.

Schlechte Blutzirkulation: Derjenige hat meist chronisch kalte Fingerspitzen. Die Fingernägel können zusätzlich eine bläuliche Färbung haben.

Bluthochdruckprobleme: Diese machen sich durch eine starke Rotfärbung der Hände bemerkbar. Rote Hände liegen jedoch auch oft bei Diabetes, Gicht, Herzerkrankungen sowie Schlaganfällen vor.

Blutarmut: Hier sieht man oft blasse Hände und möglicherweise ein blasses Gesicht. Blutarmut bringt auch innere Unruhe.

Eisenmangel: Eisenmangel zeigt sich schnell, wenn Hauptlinien beim Zurückbiegen der Hände weißlich werden. Oft sieht man auch löffelartig nach oben gebogene Nägel.

Schlechte Durchblutung: Man hat oft warme, bläuliche Hände. Aber auch bei Arteriosklerose können die Hände bläulich wirken.

Gestörte Durchblutung: Man hat kalte, bläuliche Hände.

Lebererkrankungen: Man hat häufig gelbliche Hände und Nägel.

Zu geringe Muskelspannkraft: Man hat oft schlaffe, weiche Hände.

Energiemangel: Man kann seine Finger schlecht bewegen. Die Daumen sind kraftlos. Man hat auch dünne, schwache Hände.

Magen-, Darm- und Nierenerkrankungen: Sollte die Herzlinie (Gedärmlinie) unterbrochen sein, hat man häufig emotionale Störungen wie Ärger oder Kummer.

Starke Durchblutung: Man hat oft rote Nägel.

Kreislaufprobleme: Diese verursachen oftmals bläuliche Nägel.

Unruhe, Stress: Darauf sollen weiße Punkte auf den Nägeln hindeuten. Bei uns in Russland sagt man jedoch, dass solche Flecken Neuigkeiten und Geschenke bedeuten.

Nervös: Nervöse und leicht erregbare Menschen haben oft lange, schmale Nägel.

Depressionen: Depressive Verstimmungen zeigen sich durch kurze Fingernägel. (Damit meine ich keine abgekauten Nägel!)

Atemschwäche: Diese zeigt sich oft durch uhrglasförmig gewölbte Nägel, die auch häufig bei starken Rauchern zu finden sind.

Rheuma: Hier sieht man oft ausgeprägte Längsrillen auf den Fingernägeln, die man aber auch bei Schilddrüsenüberfunktion findet.

Arthritis: Man hat oft zu weiche Nägel, die leicht einreißen.

Denken Sie auch immer daran, Ihre Kinder ohne Schreien und Prügel zu erziehen, denn je mehr Negatives das Kind erlebt, desto weniger kann es sich entfalten. Ein Kind, das in der Kindheit angeschrien wurde, wird seine Eltern nie um Rat fragen. Doch durch Geschrei leiden auch viele Menschen an Gehörproblemen und Mittelohrentzündungen.

Psychische Blockaden

Das Entdecken und Auflösen von Blockaden

Unser Körper zeigt uns durch Schmerzen, wenn etwas nicht stimmt. So stand ich vor Jahren an einem Flughafen mit Schmerzen im Knie. Aus spiritueller Sicht stehen Knie für das Sich-Unterdrücken-Lassen, und nach einigem Überlegen kam ich dahinter: Mein Knie bereitete mir Schmerzen, weil ich Angst hatte, ein Problem nicht bewältigen zu können. Durch die Bewältigung des dahinterstehenden Problems gingen die Schmerzen ziemlich schnell weg. Auch hier sieht man, dass wir in unserem Leben immer eine Wahl haben.

Als ich beispielsweise in einem Zahnlabor gearbeitet habe und unter Termindruck stand, bekam ich bei bestimmten Schleifarbeiten immer wieder Schmerzen in der rechten Schulter. Der Körper hatte den Schmerz gespeichert und entsprechend reagiert.

Einer meiner Kunden bekommt immer wieder Kopfschmerzen und sein Rücken spannt sich an, wenn seine Frau ihn anschreit. Auch hier signalisiert der Körper durch den Schmerz die Gefahr. Deshalb ist es immer sehr wichtig, dem Körper zuzuhören.

Einmal hatte ich eine Klientin, die Schmerzen im rechten Fuß hatte. Nach geistiger Behandlung verschwanden die Schmerzen ziemlich schnell, kehrten jedoch immer wieder zurück. Die Klientin beschwerte sich, dass sie immer noch nicht gesund sei. Auf meine Frage, mit welchen Gedanken sie zu mir in die Praxis komme, antwortete sie, dass sie denkt, die Geistheilung könne ihr vielleicht helfen. Auf meine Frage, mit welchen Gedanken sie nach der Behandlung nach Hause gehe, antwortete sie, dass sie denkt, alles sei ein Blödsinn, und sie bekomme wieder keine Hilfe. Dazu sagte sie: "Ich gehe gleich nach Hause und lege mich ins Bett. Dann soll sich mein lieber Mann um mich kümmern. Ich werde ihm erzählen, wie ich leiden muss." Dieser Klientin ging es nicht um Heilung; wie Sie vermuten, hat sie ihre Wahl getroffen, dass sie doch nicht genesen will.

Sie selbst haben also die Auflösung Ihrer Blockaden in der Hand – wenn Sie nur wollen ...

Versuchen Sie zunächst, den Schmerz zu lokalisieren. Wenn er durch ein Trauma oder einen Schlag verursacht wurde, denken Sie immer daran, dass es keine Zufälle gibt. Wir werden an der Stelle gestoßen, die uns etwas über unsere Probleme erzählt ...

Auch Ängste bereiten Schmerzen; so bereiten zum Beispiel Verlustängste im Ellenbogen und die Angst, sich zu bewegen, in den Knien Schmerzen. Verspannungen im Halsbereich und die Angewohnheit, den Kopf einzuziehen, zeigen Ängste vor Menschen.

Wie Sie schon wissen, hat unser Körper zwei Seiten, die männliche (rechte) und die weibliche (linke) Seite. Somit sind alle körperlichen Schmerzen auf der rechten Seite mit dem Vater-Karma verbunden und Schmerzen auf der linken Seite mit dem Mutter-Karma.

Ängste und Schuldgefühle

Alles in unserer Gesellschaft wird in gut und schlecht unterteilt. Nach energetischen Gesetzen hat jedoch jeder Mensch das Positive wie auch das Negative in sich, und jede Seele kann gleichzeitig gut oder schlecht sein. Da wir Ängste haben, bestraft oder abgelehnt zu werden, versuchen wir uns so zu verhalten, dass man uns als gut einstuft, doch dadurch verlieren wir an Individualität und versuchen mit der Zeit immer mehr, die gesellschaftlichen Muster zu erfüllen. Spätestens an diesem Punkt kommt womöglich sogar die Angst auf, nichts Besonderes zu sein.

Viele Menschen kompensieren dieses Gefühl allerdings nur, statt sich mit ihm auseinanderzusetzen und seinen Ursprung zu ergründen. Um sich zumindest "besser" zu fühlen und vielleicht auch Aufmerksamkeit zu bekommen, greifen sie dann zu seltsamen Methoden. Sie haben das bestimmt schon einmal selbst erlebt, wenn Kinder ihre Freunde und Freundinnen aussuchen: Ein Mädchen, das nicht besonders hübsch ist, sucht sich eine noch hässlichere Freundin aus. Ein Junge, der nicht besonders schlank ist, sucht sich einen noch dickeren Busenfreund. Es kann passieren, dass ein Kind eine Freundschaft mit einem Kind eingeht, das aggressiv, laut und unzugänglich ist, damit seine Eltern ihm dann sagen, wie gut es selbst doch ist. So hat zum Beispiel ein Mädchen, das nicht so klug ist, eine noch weniger kluge Freundin.

Gefühle der eigenen Unvollkommenheit - wie beim Anblick eines Models im Katalog - rufen oft Neid und Eifersucht hervor. Wenn der Mensch erkennt, dass seine eigenen Vorstellungen von der Welt von den

Vorstellungen der Gesellschaft abweichen, leidet er. Dieses Leid ist ähnlich einem Lavastrom, der Menschen von innen verbrennt, und der Mensch fühlt sich in der Rolle des Opfers. Also sucht sich ein Mensch, der beispielsweise keine gesellschaftlichen Kontakte knüpfen kann, einen anderen, der kontaktfreudig ist. Somit kann er diesen Menschen beneiden, er wird eifersüchtig auf seine Fähigkeit, und genau dafür hat er ihn auch gesucht. Nach diesem Prinzip finden viele Ehepaare zusammen. Da jeder Mensch in seinem Inneren gelobt werden möchte, ist es auch nicht schwierig, den entsprechenden Partner zu finden. Der eine Partner lobt den anderen und schenkt ihm Aufmerksamkeit - doch der andere übersieht dabei, dass sein Partner ihm diese Energie nicht uneigennützig zur Verfügung stellt, und kurze Zeit später verlangt er die Rückgabe und terrorisiert das Opfer.

Ebenfalls sehr verbreitet ist die folgende Situation: Die Frau sagt zum Mann: "Du liebst mich gar nicht, und du hast für mich überhaupt keine Zeit; kann es sein, dass ich uninteressant bin, dass du mit anderen Menschen mehr Kontakt hast als mit mir? Du hast mich nie geliebt." Somit wird das Opfer als schlechter Mensch abgestempelt, und er fängt an, auch daran zu glauben. In vielen Fällen beginnt das schon in der Kindheit, wenn ein Elternteil dem eigenen Kind über ein anderes Kind Folgendes sagt: "Schau, was für ein guter Junge, der hat auch gute Eltern, freunde dich mit ihm an. Man soll sich immer die Freunde so aussuchen, dass man auch etwas davon hat. Dann wirst du auch so gut wie er." So bekommt das Kind Komplexe, und sein Selbstwertgefühl wird geschwächt.

Merken Sie sich zwei Dinge: Sagen Sie nie "nie", "ständig" oder "immer", denn diese Worte provozieren Streit. Ein weiteres Beispiel: Eine Frau sagt ihrem Mann, er sei schon immer schlecht im Bett gewesen oder schon immer so faul. Die Frage ist, warum sie ihn dann geheiratet hat. Die zweite Sache ist: Vergessen Sie nie, dass jeder Mensch einzigartig ist und eigene karmische Ziele verfolgt. Deshalb hat jeder Mensch seinen Nutzen und ist etwas Besonderes!

Doch viele Menschen leben mit Schuldgefühlen und verlieren dadurch dieses Besondere. Durch das Finden unserer inneren Werte können wir das Besondere wieder aufleben lassen. Lernen Sie deshalb, ein bisschen egoistischer zu sein, und denken Sie auch an sich.

Ängste können auch zu einer Plage werden, und die ersten Ängste sind schon im Mutterleib spürbar, wenn die Mutter beispielsweise aufgeregt ist. In solchen Momenten zieht sich ihr Bauchvolumen zusammen, was dem Fötus Stress bereitet. Als Kind glauben wir an Liebe und Harmonie; wir erwarten von unseren Eltern Anerkennung, Hilfe und Schutz, die wir jedoch nicht immer bekommen. So entstehen erste Ängste. Doch die Frage muss sein: Wie kann man die Ängste loslassen? Denn alle Emotionen, die in uns stecken bleiben, bringen negative Energien um uns herum in Bewegung, und auch zu viele Sorgen belasten unser Nervensystem und bringen uns Leid. Ängste stellen eine Energie dar, die astral, mental oder physisch verankert ist.

Es gibt mehrere Angst-Ursachen:

- undichter Äther-Körper
- psychische Krankheiten
- physische Krankheiten aus diesem oder aus Vorleben
- falsch geleitete Spiritualität (Magie)
- emotionale Stresssituationen
- nicht gelebte Träume
- Epidemien
- Einflüsse durch magnetische Felder oder Elektrosmog
- Besetzungen
- Verlust von Seelenanteilen
- Egoismus und Arroganz

Wer mit Ängsten lebt, lebt nicht, sondern existiert nur. Die durch Ängste verursachten Stresssituationen sammeln sich an, erdrücken uns und werden in unserer inneren Schublade (inneres Kind) abgelegt. Beispiel: Ich selbst habe jahrelang eine Angst mit mir herumgetragen. Als neunjähriger Junge lief ich mit einem Spielkameraden in unserem Haus die Treppe hinunter und wollte im Gang das Licht einschalten. Ich gelangte an den Schalter und bekam einen Stromschlag, und der Spielkamerad bekam den Schlag auch mit, weil er mich genau in dem Moment angefasst hat. Über Jahre hinweg habe ich mich nicht getraut, Lichtschalter anzufassen, und wenn doch, bekam ich immer wieder ein Kribbeln im Bauch.

Stress kostet Energie. Wir können uns das so vorstellen, dass wir von Mutter Natur bei der Geburt 100000 Seelenanteile mitbekommen, doch durch jede Stresssituation geht uns ein Teil davon verloren. Mit der Zeit, wenn wir die Hälfte dieser Wunder-Energietropfen verloren haben, kommen wir mit den eigenen Problemen nicht mehr zurecht und brauchen Hilfe. Denken Sie darüber nach – der beste Helfer sind Sie selbst.

Angst kann man vor vielen Dingen entwickeln, beispielsweise

- vor den Eltern und Großeltern
- vor dem Ehepartner
- vor den eigenen Kindern
- vor Vorgesetzten
- vor Lehrern
- vor unbekannten Menschen
- vor einer Organisation
- vor Menschenmassen
- vor dem Sprechen vor großen Gruppen
- vor dem eigenen Erfolg
- die eigene Autorität zu verlieren
- vor Verlust
- vor der Offenbarung eigener Geheimnisse
- Unrecht zu haben
- zu versagen
- vor engen Räumen; Tiefen- und Höhenängste
- vor Bestrafung
- vor Veränderung
- vor etwas Neuem
- vor der Zukunft
- vor Vertrauensverlust
- vor dem eigenen Körper
- vor Nacktheit
- vor Krankheiten
- vor Sex
- vor Schwangerschaft
- vor der Menstruation
- vor Gefühlen (eigenen und fremden)

- vor dem Verlassenwerden
- vor Berührung
- vor Beobachtung
- vor dem Älterwerden und vor dem Tod
- vor Schmerz
- vor Operationen
- verletzt zu werden (seelisch und körperlich)
- vor scharfen und gefährlichen Gegenständen
- vor dem Schwitzen
- vor Blut
- vor Bergen und Wasser
- vor Bäumen
- vor Tieren und Pflanzen
- vor Blitz und Donner
- vor Brand und Strom
- vor Naturkatastrophen
- vor Temperaturen
- vor Gestank
- vor Streit oder Schweigen
- vor Dunkelheit oder Helligkeit
- vor Freiheitsberaubung
- vor Alleinsein und Einsamkeit
- vor Krieg
- vor dem Autofahren
- vor dem Fliegen
- vor Gott
- vor unheimlichen Phänomenen
- vor der Angst

Schauen Sie einfach, welche Ängste Sie haben, und versuchen Sie, sich zu erinnern, welche Situationen Ihre Ängste hervorgerufen haben, um ihnen auf den Grund zu gehen und sie aufzulösen – um endlich wieder selbstbestimmt und frei leben zu können!

Ein Beispiel: Angst vor dem Alleinsein basiert nicht auf dem Alleinsein selbst, sondern liegt in unserem Unterbewussten begründet. Viele denken, sie hätten Angst vor dem Alleinsein, doch diese Angst rührt von den Gedanken her, dass man beispielsweise verhungert, die Sicherheit verliert oder Gewalt erlebt. Solche Menschen haben Schwierigkeiten, die eigenen Probleme alleine zu bewältigen und suchen deshalb immer Kontakt zu anderen Menschen.

Denken Sie auch daran: Ängste können entstehen, wenn wir uns zu wenig Zeit für uns selbst nehmen oder die Wünsche anderer Menschen anstatt unsere eigenen realisieren.

Nicht loslassen können

Dinge, die uns stören und unseren Lebensfluss eindämmen, sollte man versuchen loszulassen, auch wenn das meist nur schwer gelingt. Was sind dies für Dinge?

- Geld und Geldsorgen
- Schulden
- verschiedene Menschen
- Beziehungen
- Gewohnheiten
- Vorstellungen
- Behaftungen
- alte Sachen und Gegenstände von Verstorbenen

Nehmen wir ein Beispiel: Sie haben im Keller einen Schrank mit alten Klamotten, die Sie seit Jahren nicht angezogen haben. Diese Sachen sind noch in Ordnung, und Sie könnten sie eventuell irgendwann noch einmal gebrauchen ... Weg damit! Genau diese Dinge, die "eventuell" irgendwann gebraucht werden könnten, belasten uns energetisch Tag für Tag. Alle materiellen Güter besitzen einen Teil Ihrer Lebenskraft - sowohl große Objekte wie Häuser oder Yachten als auch kleine wie Kleider oder irgendwelche kleinen Vasen und Püppchen, Bücher, Zeitungen oder auch alte CDs oder VHS-Kassetten. Um diese Kraft zurückzugewinnen, lassen Sie diese alten nicht mehr gebrauchten Gegenstände los. So wird die "abgezapfte Lebenskraft" zu Ihnen zurückkehren.

Alles, was nicht mehr genutzt wird, sollte verschenkt werden. Sie werden sehen, dass es Ihnen danach viel besser geht, denn dadurch wird schließlich auch Karma bereinigt. Deshalb bin ich immer wieder froh, wenn ich einen Umzug habe, den ich auch immer wieder aufs Neue genießen kann. Eine gute Freundin von mir ist in ihrem Leben 40 Mal umgezogen und hat jedes Mal entrümpelt. Immer wieder berichtete sie, dass nach ihren Umzügen verschiedene Schmerzen verschwanden.

Versuchen Sie, möglichst viel für Sie unbrauchbares Zeug wegzugeben, und entwickeln Sie daraus ein Ritual. Wenn Sie das einmal im Jahr machen, wird sich Ihr Leben zum Positiven wenden. Noch ein Beispiel aus der Praxis: Ich habe eine Kundin, die mehrere Immobilien besessen hat. Sie pflegte ihre Eltern und nach deren Tod jahrelang ihren Mann. Sie wurde immer schwächer und erkrankte zum Schluss selbst an einer unheilbaren Krankheit. Nach meiner Erklärung der Situation, dass sie ihr Leben endlich einmal genießen sollte, entschloss sie sich, ihre gesamten Immobilien zu verkaufen und das Leben zu genießen. Schon nach dem ersten Loslassen spürte sie eine Veränderung im körperlichen und seelischen Bereich. Diese Geschichte liegt Jahre zurück; Gisela, so nenne ich die Frau, lebt heute noch und gilt als spontan geheilt. Sie konnte ihre Güter loslassen, um glücklich und gesund zu werden. In diesem Falle sollte man nichts verschenken, denn das Geld muss uns dienen und für uns da sein, um zu leben - und nicht umgekehrt.

Auch Beziehungen können uns krankmachen, und solche kranken Beziehungen zu Menschen sollten wir versuchen abzuschließen.

Denken Sie immer daran: Um sich zu ärgern oder unterzuordnen, ist das Leben zu kostbar und zu kurz! Solche Beziehungen, die uns in unserer Entwicklung stark behindern, sollten wir loslassen, sonst werden wir Zeit verlieren, wir werden neue, unbrauchbare und kränkende Verhaltensweisen annehmen und Schuldgefühle erwerben. All das lohnt sich doch nicht, oder?

Und denken Sie auch immer daran: Es ist egal, was andere über Sie sagen! Leben Sie so, wie Sie es für richtig halten! Sie sind auf die Erde gekommen, um IHRE Ziele zu erledigen. Lernen Sie, NEIN zu sagen!

Man kann leider nicht alle anstrengenden Beziehungen loslassen. Auch hier gibt es eine Ausnahme: Karmabeziehungen. Diese kann man nicht vorzeitig abschließen, weil gewisse Lernaufgaben dahinterstecken.

Energievampire

Menschen, die keine Ahnung von den energetischen Schichten eines Menschen sowie von guten und schlechten Energieeinflüssen haben, werden sehr oft zum Opfer energetischer Angriffe auf die Aura. Dadurch kann man depressiv, energielos oder sogar krank werden. Man zieht unangenehme Energien an, verliert die Lebensenergie und ist unglücklich. Die folgenden Tipps werden Ihnen aber dabei helfen, sich selbst und Ihre Familie sowie Ihr Zuhause zu schützen.

Wir wundern uns sehr oft, warum wir bei der Anwesenheit einiger Personen ermüden. Dafür gibt es viele Ursachen. Manche Menschen können durch ihre Anwesenheit, durch das Erzählen ihrer Probleme, durch Jammern und egozentrische Ausbrüche oder durch Streitsüchtigkeit einem anderen Menschen Energie rauben. Wenn wir dann die Bezeichnung "Energievampir" hören, denken wir oft an eine böse Gestalt, die sich von Blut und Fleisch ernährt. Doch Vorsicht - energetische Vampire sehen wie ganz normale Menschen aus und saugen bewusst oder unbewusst Bioenergien von Menschen ab, die in ihrer Umgebung sind. Sie drängen sich in die Aura dieser Menschen (Aura = Energieschutzwolke, die uns umgibt) und bedienen sich an deren Energie. Zuerst merken die Menschen gar nicht, dass sie Energie verlieren, bis irgendwann der Moment kommt, in dem sie energielos und stark depressiv werden.

Aurasichtige Menschen sind in der Lage, Energievampire zu erkennen; aber auch Menschen, die keine Aura sehen, sind in der Lage, Energievampire ausfindig zu machen. Verlassen Sie sich voll auf Ihre Intuition. Hüten Sie sich vor solchen Personen, und schützen Sie sich!

Energievampir-Arten

- Energie-Absauger durch Anwesenheit. Beispiel: Jemand kommt zu Ihnen nach Hause, und Sie merken, dass Sie immer müder werden und zu gähnen beginnen.
- Energie-Absauger durch Abwerfen von negativer Energie. Beispiel: Jemand bequatscht Sie so lange, bis Sie energielos sind. Meistens erzählen solche Energievampire etwas Negatives und tratschen über andere.
- Vampirismus durch Gegenstände. Auch Dinge haben ein eigenes Informationsfeld. Ein Energievampir kann durch einen an Sie verschenkten

Gegenstand Ihre Energien rauben. Achtung: Auch vererbte Schmuckstücke können Träger negativer Energien sein. Generell ist es so, dass Metalle und Steine über eine lange Zeit negative Energien speichern können.

- Energieabzocke durch negative gedankliche Beeinflussung. Beispiel: Neider, gierige und falsche Personen in Ihrer Umgebung.
- Energie-Absauger durch Verwenden Ihrer Stimme. Solche Menschen können nicht direkt absaugen, sondern sie nehmen die Energie über Ihre Stimme auf. Bei jeder Diskussion findet ein sehr starker Energieaustausch statt.
- Absaugen der Energie durch Anfassen. Beispiel: Solche Personen fassen ihre Opfer an der Hand, an den Schultern, an den Haaren, an der Kleidung an.
- Absauger durch Augenkontakt. Beispiel: Sie kennen bestimmt Personen, die Sie anstarren oder sehr lange Augenkontakt halten und dadurch eine Grenze überschreiten.
- Absauger durch die eigene Stimme - durch eine mächtige Stimme.
- Sauger, die Energie aus verschiedenen Gegenständen bekommen. Beispiel: Wenn Menschen fremde Kleidungsstücke tragen; sie bekommen Zugang zu Ihrer Energie durch von Ihnen geschenkte oder geborgte Gegenstände.
- Besetzung. Beispiel: Der Mensch wird durch den Geist und durch Seelenanteile von Verstorbenen besetzt. Dies geschieht dadurch, dass der Ätherkörper des Verstorbenen nicht sofort ins Jenseits geht und noch einige Zeit hier existiert. So sucht er nach Energien und besorgt sie sich bei den lebendigen Menschen. Der besetzte Mensch wird depressiv, aggressiv, bekommt Kummer und Zitteranfälle. Der Besetzte nimmt an Gewicht ab und fühlt irgendein fremdes Wesen in sich, das nicht zu ihm gehört. Solche Menschen erkennt man an schnellen unruhigen Augenbewegungen, aber auch Gang und Stimme verändern sich. Das Wesen dieser Menschen verändert sich komplett, so dass ein ruhiger Typus zum Beispiel zu Schimpfen und Fluchen beginnt, dabei verzerrt sich sogar das komplette Gesicht. Interessant ist, dass hauptsächlich die Menschen besetzt werden, die besonders sensibel und kreativ sind. Gegen solche Besetzungen helfen Gebete und Clearing, wozu Sie unbedingt einen erfahrenen Clearing-Experten beauftragen sollten.

- Vampire, die durch Chakren oder kranke Organe Energien absaugen. Erstes Beispiel: Ein Mensch, der einen Bandscheibenvorfall hat, verliert genau durch diese Stelle Energie und ist dort angreifbar. Zweites Beispiel: Ein Mensch, der Magenprobleme hat, verliert sogar Energien durch den gesamten Magen-/Darmtrakt.
- Energievampire, die über Briefe, E-Mails oder SMS Energie absaugen.
- Es gibt sogar einen besonderen Energievampir-Typus. Dieser bindet einem "einen Bären auf" und lädt seine Probleme auf die Schultern anderer Menschen. Ein solcher Typus ist in der Lage, mehrere Menschen gleichzeitig abzusaugen.

Energetische Vampire verfolgen das Ziel, Energie aufzutanken, damit sie überleben können. Sie versuchen, sich immer wieder in Menschenmassen aufzuhalten, kommen sehr oft uneingeladen zu Gast, mischen sich in verschiedene Angelegenheiten und versuchen, Menschen in ihrer Umgebung umzuerziehen und zu beeinflussen. Sie können sehr leicht aggressiv werden.

Energetische Vampire fallen jedoch nicht durch Aggression auf; sie können vielmehr sehr freundlich sein und erzählen immer, dass sie sich um andere kümmern. Sie behaupten, dass ihre Mitmenschen undankbar sind und verlangen nach Lob und Anerkennung.

Veranlagung zum Energievampirismus nach den Elementen

In Mittelasien und in der arabischen Welt gibt es ein überliefertes astrologisches System, das die energetische Veranlagung nach den Elementen darstellt. Doch hierbei muss betont werden, dass nur das individuelle Horoskop tatsächlich Aufschluss darüber geben kann, wer dazu neigt, andere Menschen energetisch auszusaugen; allein auf der Basis des Sonnenzeichens kann man nur Vermutungen treffen!

Element Erde: Stier, Jungfrau, Steinbock
konservativ, stabil, geerdet, melancholisch (leidend)

In der Regel können die Erdzeichen nicht viel saugen. Nur selten nehmen sie Energien von ihnen nahestehenden Menschen auf, die im Wasserelement geboren sind. 80 Prozent der Energie bekommen die Erdmenschen von Mutter Natur. Deshalb ist es so wichtig, dass alle Menschen, die im Erdelement geboren sind, sich in der Natur aufhalten.

Element Luft: Zwillinge, Waage, Wassermann
sanguinisch (lebhaft), interessant, kommunikativ, aber stimmungsschwankend

Luftelement-Menschen suchen nach dem Sinn des Lebens. Sie können ihre Energie von Mutter Natur bekommen, aber auch Menschen des Elements Erde und Wasser anzapfen. Sie können die Menschen verzaubern, sind energisch und niemals unbeachtet, weil sie die Menschen mit ihren bombastischen Plänen begeistern. Sie stellen sich selbst ins Zentrum des Geschehens und sind in der Lage, Menschenmassen zu bewegen. Jedoch können die Luftmenschen energetisch sehr gefährlich sein für ihnen nahestehende Wasser- oder Erdmenschen.

Element Wasser: Krebs, Skorpion, Fische
phlegmatisch (gutmütig), sehr intuitiv, Menschen führend und beeinflussend, heilend

Wasserzeichen sind die geheimnisvollsten Zeichen überhaupt. Die Vertreter dieses Elements vertragen Vampirismus sehr gut, weil das Energiepotenzial von Wasserzeichen sehr groß ist. Wasserzeichen-Menschen geben die Energie gerne weiter und entlasten sich dadurch sogar von überschüssigen Energien.

Element Feuer: Widder, Löwe, Schütze
cholerisch (leicht erregbar), impulsiv, erfolgsorientiert, entflammen schnell

Die Feuermenschen haben genug Energie, können aber gezielt auch Energien von allen anderen Elementen aufnehmen. Zum Beispiel in Verbindung mit Erdzeichen-Menschen spürt das Erdmenschen-Opfer Kopfschmerzen.

Feuer- und Luftzeichen sind in der Lage, Anerkennung und Bewunderung der Menschen auf sich zu ziehen. Diese Bindung kann jedoch auf lange Zeit gesehen mit Risiken verbunden sein.

Die geheimen Schlüssel zum Erkennen von Energievampiren

Um einen energetischen Vampir ausfindig zu machen, beantworten Sie die folgenden Fragen über eine Sie interessierende Person:

ja	nein	
❑	❑	Erzählt diese Person Ihnen mehr, als Ihnen lieb ist?
❑	❑	Ist die Person in dem Gespräch taktlos?
❑	❑	Schweift die Person vom Thema ab?
❑	❑	Unterbricht Sie diese Person?
❑	❑	Meckert und murmelt die Person vor sich hin?
❑	❑	Stottert die Person?
❑	❑	Lispelt die Person?
❑	❑	Macht die Person verletzende Bemerkungen?
❑	❑	Springt die Person im Gespräch von Thema zu Thema?
❑	❑	Spricht die Person viel zu viel oder viel zu schnell?
❑	❑	Sagt die Person immer "Ich weiß nicht" oder "Ist mir egal", egal was man fragt?
❑	❑	Versucht die Person, im Gespräch zu erniedrigen?
❑	❑	Weiß die Person immer alles besser und lässt nur ihre Meinung gelten?
❑	❑	Klatscht und tratscht die Person gerne?
❑	❑	Lügt die Person gerne?
❑	❑	Übertreibt die Person immer wieder?
❑	❑	Redet die Person vulgär?
❑	❑	Verwendet die Person häufig Fremdwörter?
❑	❑	Provoziert die Person in einem Gespräch?
❑	❑	Erzählt Ihnen die Person immer wieder, was sie aufregt?
❑	❑	Spricht die Person niveaulos?
❑	❑	Jammert die Person ständig?
❑	❑	Spricht die Person schwer verständlich?
❑	❑	Spricht die Person abwartend und jedes Wort abwägend?
❑	❑	Spricht die Person nur über sich?
❑	❑	Stellt die Person zu intime Fragen?
❑	❑	Weicht die Person Fragen aus?
❑	❑	Wirkt die Person dominant?
❑	❑	Ist die Person im Gespräch sehr zurückhaltend?
❑	❑	Widerspricht die Person immer?

❑ ❑ Verletzt die Person Ihre Aura-Grenze?
❑ ❑ Kreuzen Sie unbewusst Ihre Glieder im Gespräch mit diesem Menschen?
❑ ❑ Haben Sie das Bedürfnis, Ihr Gesicht von dieser Person abzuwenden?
❑ ❑ Können Sie neben dieser Person nicht ruhig stehen?

Auswertung

Je mehr Ja-Antworten, desto mehr saugt der Energievampir. Mehr als 20 positive Antworten offenbaren einen sehr gefährlichen Energiesauger.

Vor solchen Menschen können Sie sich schützen. Hören Sie auf Ihr Herz und Ihre Intuition, jagen Sie Ihre Ängste weg. Sollten Sie einen Vampir direkt vor sich haben, bekreuzen Sie ihn mit Ihren Augen, schauen Sie anschließend weg von ihm und legen Sie Ihre Hände über Kreuz vor die Brust. Dann sprechen Sie ein Gebet. Sie können auch Ihre Beine übereinanderschlagen.

Hier abschließend noch ein paar Tipps: Schützen Sie insbesondere Ihre Kinder vor Energievampiren, da Kleinkinder bis zum siebten Lebensjahr offene Chakren haben.

Energievampire halten es nicht aus, wenn Sie ihnen sehr lange in die Pupillen schauen.

Tiere spüren Energievampire und sind in der Lage, vor solchen Menschen zu warnen. Ein Energievampir zieht so Katzen magisch an, denn Katzen nehmen negative Energien auf, Hunde verstecken sich aber oder werden aggressiv.

Besetzung und Exorzismus

Eine Schiefstellung der Wirbelsäule wie auch viele weitere Symptome können auch durch eine Besetzung hervorgerufen werden, was bedeutet, dass Fremdenergie von fremden Seelenanteilen oder Wesen an einer Person haften. Exorzismus nun ist die Befreiung von Besetzungen und anhaftenden fremden Energien, dabei werden dem Kranken Fremdenergien "ausgetrieben", die viele Leiden auslösen können.

Was sind das für Energien? Das können Teufel, Dämonen, Geister, verlorene Seelenanteile oder auch Einflüsse von schwarzer Magie sein. Auch negative Gedanken oder Flüche können eine Krankheit oder Besetzung auslösen.

Beim Schamanismus versetzt sich der Heiler in einen ekstatischen Bewusstseinszustand, in dem er in der Lage ist, zu handeln und die Besetzung aufzulösen. Er verbindet sich und seine Seele mit Geistwesen und bekommt die Macht, Erkrankungen zu erkennen und zu beseitigen. Die Intention, die konzentrierte Absicht zu heilen, reicht dabei oft aus, Leiden ohne weitere Hilfsmittel zu lindern oder gar zu beseitigen. Heilern gelingt es, Energie aufzunehmen und kontrolliert in gleichem Maße weiterzugeben.

Bei solch einem Reinigungsritual werden häufig Fetische benutzt als Träger von Heilenergien. Das können Kräuter, Geschirr, Tücher, Asche, Wasser, Öl, Steine oder sonstige Objekte sein, die der Heiler auflädt. So wird die Heilenergie an den Bedürftigen übertragen.

Auch bloße Worte können eine magische Heilkraft besitzen, erinnern Sie sich nur an die Heilgebete und das Besprechen. Ein geheimnisvoller Spruch oder ein richtig zusammengesetztes Gebet kann den Kranken von hartnäckigen Leiden befreien, weshalb auch Gebete zur Heilung von Besetzungen verwendet werden.

Auch Geduld, Aufmerksamkeit und liebevolle Zuwendung des Heilers sowie Weisheit und Mut spielen eine sehr große Rolle beim Genesen.

Durch den eingesetzten "Heilstrom" "bestrahlt" der Heiler die Erkrankung oder das beschädigte Gewebe. Dieser kosmische, universelle Heilstrom heilt auf geradezu mysteriöse Weise, und dieser Strom der Heilung gehorcht der menschlichen Intention.

Allein in Europa, so schätze ich, rennen jährlich Millionen Menschen tausenden von Geistheilern die Türen ein. Meistens passiert das heimlich ... warum eigentlich?

Sollten Sie es mit Besetzungen zu tun haben oder glauben, dass eine solche vorliegt, so wenden Sie sich bitte an einen seriösen Clearing-Experten.

Seele herausziehen

Wenn man feststellt, dass Dämonen der Seele schaden wollen, kann man sich Seelenanteile herausziehen lassen. Dies ist ein spiritueller und körperlicher Reinigungsprozess. Dabei werden Haare und Nägel von dem kranken Menschen in einem Krug (= Pot-tèt) aufbewahrt.

Damit gilt die Seele als aus dem Kopf "herausgezogen" und geschützt.

Durch diesen Vorgang kann sich auch jeder Heiler vor spirituellen Angriffen schützen. Dafür legt er in einen dafür vorbereiteten Krug Haare und Nägel von seiner linken Körperseite. Das Gefäß wird versiegelt und im Altarraum aufbewahrt.

Wie werde ich negative Energien los?

In unserem Leben gibt es sehr oft Situationen, in denen wir uns ausgelaugt fühlen, und es gibt viele Ursachen dafür - nicht nur Energievampire. Man sollte sich mit diesem Zustand aber nicht zufriedengeben, sondern sich vielmehr davon reinigen.

Nehmen Sie ein Glas Wasser, stellen Sie es auf Ihre Hand und bedecken Sie es mit Ihrer zweiten freien Hand. Stellen Sie sich vor, wie Sie das Wasser mit Ihrer Energie aufladen. Anschließend bespritzen Sie sich und/oder Ihre Wohnung mit diesem Wasser.

Genauso gut hilft die Arbeit mit Kerzen. Nehmen Sie dazu eine schwarze oder rote Kerze, fixieren beziehungsweise befestigen Sie diese in einem Glas und füllen Sie etwas Wasser hinein. Dunkeln Sie nun die Wohnung ab, und stellen Sie sich vor, dass sie versiegelt und geschützt wird. Während der Vorstellung sollten Sie direkt in die Kerzenflamme schauen; dadurch wird alles "Böse" gebunden und verbrannt. Lassen Sie die Kerze so lange brennen, bis sie durch das Wasser gelöscht wird.

Nach diesem Ritual sollte das Wasser auf der Straße entsorgt und die Kerze eingegraben werden.

Sollten Sie unter negativen Energien leiden, können Sie sich dauerhaft schützen. Dazu können Sie verschiedene Gegenstände sowie Steine verwenden.

- Sie können Metallfedern, Spiralen, Kristalle, Bernsteine in die Ecken der Wohnung oder unter dem Bett platzieren. Gynäkologische Spiralen leiten auch negative Energien ab.

- Sie können Zucker- oder Salzschalen in jedem Zimmer aufstellen.

- Sie können in Ihrer Wohnung Bergkristallspitzen aufstellen oder verteilen.

- Sie können Ihre Wohnung mental ins Licht stellen.

- Sie können Ihre Wohnung durch symbolisches Kehren reinigen.

- Sie können am Eingang in das Haus/in die Wohnung Gebete nach einer schamanischen Formel lesen; dazu werden alle Ecken mit einer brennenden Kerze gekreuzt (siehe Buch "Das geheime Wissen").

- Sie können auf ein Stück Papier oder Glas aufgeschriebene mystische Symbole unter dem Bett anbringen oder eine speziell gefertigte Stickerei, die durch eine Räucherung gesegnet wird, an einer Wand anbringen.

Folgende Symbole benutzt man seit dem Altertum:

- Kreuze
- Kreise
- Dreiecke
- Quadrate
- Pentagramme
- Engelzeichen
- Engelsiegel
- Sterne
- Spiralen
- eine liegende "8" (das Unendlichkeitszeichen)

Sollten Sie Verdacht schöpfen, negativ belastet oder durch Fremdenergien beeinflusst zu sein, sollten Sie sich zudem reinigen. Das Befreien von negativen Einflüssen erfolgt durch

- ein beliebiges Kirchen- oder auch schamanisches Gebet,
- Schamanenarbeit mit Elementen,
- Energieübertragung vom Heiler zum Bedürftigen,
- weiße Magie und Rituale,
- Chakraarbeit per Handauflegen,
- das Verwenden verschiedener Gegenstände (Salz, Wasser, Zucker, Kohle, Pflanzen, Steine, Amulette, Farben),
- die eigene Einstellung, Negatives zum Positiven wenden,
- Meditation, Mentalreisen, Innenreisen, Karmaarbeit.

Voraussetzung ist die Erkenntnis, dass unser Körper ein sich selbst regenerierender Organismus ist, der die Fähigkeit hat, sich selbst zu harmonisieren. Durch ein Grundprinzip - die Übertragung von Lebensenergie - wird die Selbstheilung aktiviert und Heilprozesse können derart beschleunigt werden, dass es wie ein Wunder wirkt. Durch falsche Ernährung, Stress, destruktive Gedanken oder aufgestaute Emotionen dagegen wird der Energiekörper verschmutzt und geschädigt. Dadurch wird auch der physische Körper krank und schwach.

Für die Pranaheilung sind kranke und verschmutzte Energien genauso real wie Viren und Bakterien für den Arzt. Bei der Pranaheilung wird der physische Körper nicht berührt, sondern nach dem Erfühlen der Mängel in der Aura des Empfängers werden die entdeckten Blockaden durch einfache Handbewegungen gereinigt und mit sauberer Lebensenergie versorgt (energetisiert). Das wichtigste Werkzeug eines Pranaheilers sind seine Hände. Es gibt keine Medikamente oder medizinischen Geräte.

Spezifische Energiereinigung

... bei Auseinandersetzungen, Krankheiten, Nervosität, Angst, Wohnungsbesetzungen/Geistern/Spuk, schlechten und unerklärlichen Gerüchen

- Schalen mit Essig und Kampfer (1:12) neutralisieren Besetzungen und negative Energien.
- Knoblauchwasser bindet alles Negative.
- Frischen Knoblauch über drei Nächte auslegen und im Anschluss verbrennen.
- Räucherungen mit Lavendel, Weidenblatt und/oder Distel vornehmen, den Rauch 20 Minuten lang im Raum lassen und erst danach lüften.
- Aufstellen von Wassertassen über Nacht - das Wasser danach auf die Straße gießen.
- Reinigung mittels eines aufgeschlagenen Eis (siehe auch mein Buch "Nützliche Tipps").
- Reinigung mit einem unaufgeschlagenen Ei, das in eine mit Wasser gefüllte Schüssel gelegt und nach einer Nacht vergraben wird. Das Wasser wird auf die Straße geschüttet.
- Bei einer Reinigung mit Eiswürfeln werden diese in jede Ecke zum Schmelzen gelegt.
- Reinigung mit einer Kerze (siehe auch mein Buch "Nützliche Tipps").
- Möbelstücke werden mit Essig oder Weihwasser symbolisch abgewaschen und anschließend mit einer dunklen Kerze dreimal im Uhrzeigersinn umkreist.
- Sprechen in eine Kerzenflamme: "Alles Schlechte vergeht"; danach wäscht man sich die Hände und vergräbt die Kerzenreste unter der Erde.

- Man stellt in der Wohnung pro Ecke eine Kerze auf und lässt diese abbrennen. Die Kerzenstumpen werden in der Erde vergraben.

- Alle Ecken der Wohnung werden mit einer Klangschale energetisch gereinigt; die Klangschale wird dazu in der Ecke nach oben gehalten, die Schale wird angeschlagen und nach unten gezogen (der Ton verläuft von oben nach unten). Anstatt Klangschalen kann man auch eine Glocke oder die Hände verwenden. Man klatscht in die Hände - und dies ebenfalls von oben nach unten.

- Man kann die Ecken einer Wohnung auch mit einem Messer reinigen; hierzu nimmt man ein Messer und zieht es in der Luft von oben nach unten.

- Möbel kann man auch durch Handauflegen behandeln. Holzmöbel oder Polstermöbel werden mit Weihwasser gereinigt.

Um sich selbst energetisch auszugleichen, sollte man folgende Übung praktizieren: Gerade hinstellen und die Beine leicht grätschen, die Hände falten, indem man die Finger wie zum Gebet verschränkt; man hält seine gefalteten Hände vor den Unterkörper und schiebt von dort aus die Hände nach oben zum Brustkorb. Somit wird das Wurzelchakra ausgeglichen.

Chakren kann man allgemein auch auf andere Weise reinigen wie

- durch Handauflegen (gegen den Uhrzeigersinn zum Schließen der Chakren - im Uhrzeigersinn, um göttliche Energie hinzuzufügen),
- durch das Auflegen von Edelsteinen.

Über die Chakren können fremde Energien eindringen; dies soll durch das Schließen verhindert werden.

Exkurs: Das Haus als Störzone

Geopathogene Zonen – kranke Zonen

Manche Menschen fühlen sich in Ihren Häusern und Wohnungen unglaublich wohl, während andere sich unwohl fühlen und sich zudem ständig fragen, ob sie dort überhaupt hingehören. Der Grund dafür können so genannte geopathogene Zonen sein. Sollten Sie in einer solchen belasteten Zone leben, ist es empfehlenswert, diese zu meiden oder zu reinigen.

In solchen Zonen hält sich die geistige Welt auf und macht sie unbewohnbar durch

- ausgeprägte Wasseradern oder erdmagnetische Felder,
- geologische Besonderheiten,
- geoenergetische Gitter.

Das geoenergetische Gitter spaltet die Wissenschaftler; je nach Vorstellung variiert die Größe dieser Gitter zwischen zwei und 20 Meter. Die Wände dieser Gitter bestehen aus so genannten magnetischen Fäden, die zum Magnetfeld der Erde gehören. Die Schnittstellen des Gitters sind besonders gefährlich, da sich dort besonders viele Elektronen, Ionen und Gasmoleküle befinden, was eine besondere Strahlung erzeugt. Diese magnetischen Fäden verlaufen exakt von Norden nach Süden.

Dass es gute und schlechte Plätze gibt, wussten die Menschen schon im Altertum. Sie haben bemerkt, dass an solchen "schlechten" Plätzen einige Baumarten erkrankt sind: Birke, Linde und Buche. Diese wurden von Parasiten befallen. Auch Sträucher wie Johannisbeere, Heidelbeere und Himbeere mögen diese Zone überhaupt nicht, Birn- und Apfelbäume verlieren viel zu schnell ihre Blätter, Efeu wächst sehr langsam und Rhododendron stirbt komplett ab. Andere Bäume beziehungsweise Sträucher wie Eiche, Mistel, Trauerweide oder Erle fühlen sich wunderbar in solch einer Zone, sie wuchern regelrecht.

Es gibt natürliche, von der Natur erschaffene Zonen, wie zum Beispiel Wasseradern, Grundwasser, Kohle und Orte, an denen Meteoriten einschlugen, und unnatürliche Zonen wie Kohlebergwerke, Raffinerien,

U-Bahn, Masten, Mülldeponien und Friedhöfe. Bei Friedhöfen hat man beobachtet, dass es öfter zu Auszügen aus naheliegenden Wohngebäuden kommt.

Die geopathogenen Zonen beeinflussen unter anderem den Stoffwechsel und unseren persönlichen Biorhythmus. In der Folge entstehen dadurch Erkrankungen wie

- multiple Sklerose,
- Herz-Rhythmus-Störungen, Asthma,
- Depressionen,
- Krebs und Tumore,
- rheumatische Erkrankungen.

Die übrigen Reaktionen der Menschen auf geopathogene Zonen sind zahlreich: schlechter Schlaf, Albträume, unbegründete Ängste, Herzrasen, Nervosität, Extremitäten schlafen ein, Zähneknirschen, Verlust des Appetits.

Wie findet man nun geopathogene Zonen? Ganz einfach, man kann sie durch Auspendeln, mit einer Rute, einem Tensor oder mittels eines Metallrahmens finden.

Herstellung eines Tensors

Geopathogene Zonen kann man austesten und mit einem Pendel oder Tensor auspendeln; Sie brauchen dafür einen Aluminium- oder Kupferdraht mit einem Durchmesser von circa drei Millimetern. Ein Ende des Drahtes wird im 90-Grad-Winkel abgebogen, so dass Sie einen Griff von zwölf Zentimetern und 25 Zentimeter in der Waagerechten haben. Der zwölf Zentimeter lange Griff sollte mit Kork isoliert werden.

Der Tensor wird nun in die Hand genommen, und mit ausgestrecktem Arm werden die Schnittstellen gesucht. Wenn der Tensor besonders stark nach rechts und links ausschlägt, haben Sie ein Zeichen dafür, dass sich hier eine "negative" Stelle befindet. Auch Katzen und Hunde reagieren auf diese geopathogenen Zonen - und zwar verschieden: Hunde halten sich fern, Katzen hingegen fühlen sich angezogen (eine Katze schläft zum Beispiel gerne an Fernseher und Kühlschrank).

Vor dem Testen ist es wichtig, dass Sie die Wohnung energetisch gereinigt haben und Sie selbst sich in einem harmonischen Seelenzustand befinden.

Weitere Merkmale der negativen Zonen:

- Heißes Wasser wird sehr schnell kalt.
- Butter zerfließt sehr schnell.
- Kerzenflammen lodern heftig.
- Radio funktioniert ohne Mängel.
- Schnittblumen gehen sehr schnell ein.

Merkmale der guten Zonen:

- Hunde werden angezogen.
- Schnittblumen halten sehr lange (über Wochen).
- Holzgegenstände sind warm.
- Metall bleibt kalt.
- Kerzen brennen ruhig.

Hausschutz

Das Wichtigste, um ein Haus zu schützen, ist, ihm immer wieder neue Energie zu geben. Beleben Sie deshalb Ihr Haus immer wieder mit frischen Grünpflanzen. Die Energie im Haus kann sich stauen, aber die Pflanzen bringen neue Energie sowie die alte wieder in Bewegung. Wenn man die Hausenergien nicht pflegt, entweicht die Energie aus dem Haus wie die Luft aus einem Luftballon – so verliert das Haus sein Kraftfeld. Damit das nicht passiert, sollten Sie auch immer darauf achten, wen Sie ins Haus holen und einladen. Laden Sie sich keine unbekannten Leute ins Haus ein, keine neidischen und keine erfolglosen, denen nichts gelingt, was auch immer sie anfangen.

Auch negative, gewalttätige TV-Sendungen und Filme bringen schlechte Energien und Informationen in Ihr Haus.

Etwas, was Ihrem Haus energetisch ebenfalls schadet, sind Ihre eigenen negativen Emotionen wie Streit und Unzufriedenheit.

Sehr oft bringen Menschen Gegenstände ins Haus, die magische Kräfte besitzen; das können beispielsweise Geschenke, Werbeprospekte oder kostenlose Zeitungen sein. Liegen die Sachen zu lange im Haus, verändern sie die Energie. Solche Gegenstände sollte man entfernen. Die Räume sollten überdies mit Weihwasser bespritzt werden, und man sollte Heilgebete lesen. Ziehen Sie außerdem an allen Türstöcken mit einem ätherischen Öl ein Kreuz, denn so wird das Haus wieder gereinigt.

Wenn das Haus energetisch ausgewogen ist, heilt es seine Bewohner, und ein gesundes Haus wirkt wie ein Energieschutz. In diesem Zusammenhang ist auch interessant: Warum genesen Menschen zu Hause schneller als in einem Krankenhaus? Weil sich in einem Krankenhaus aus energetischer Sicht die verschiedenen Energien der kranken Menschen in einem großen negativen Feld vereinen. Genau deshalb wäre es auch besser, wenn ein Krankenhaus nicht "Krankenhaus", sondern "Gesundheitshaus" heißen würde.

Tipps zur Neutralisierung

- Das Bett sollte so aufgestellt sein, dass das Kopfende nach Norden oder Osten zeigt.

- Legen Sie einen Spiegel mit der Spiegelseite auf den Boden unter das Bett; als Alternative können Sie auch einen Bernstein, ein Stück Marmor, Knoblauch, eine Kastanie oder Nüsse verwenden.

- Holzstücke im Zimmer auslegen:
  Eiche nimmt Negatives auf.
  Eberesche verwandelt negative Energie in gute.
  Wacholder lässt schlechte Energie nicht in die Wohnung.

Metallfedern und Spiralen, zum Beispiel aus einem Kugelschreiber, werden in der Wohnung platziert, denn kleine Spiralen halten die gute Energie für circa drei Jahre fest, große Spiralen, zum Beispiel aus dem Auto, halten sie lebenslang. Am besten platziert man die Spiralen in jeder Ecke eines Zimmers; dort befestigt man sie mit Tesafilm.

Weitere Tipps:

- Unbedingt Parkettboden verlegen (Tanne, Kiefer und Zeder). Diese Holzarten halten die Neutralisierung 70 Jahre lang, während Laminat die Neutralisierung höchstens zehn Jahre hält.

- Kacheln können ebenfalls bis zu 20 Jahre eine Neutralisierung halten. Sollten Kacheln Sprünge beziehungsweise Beschädigungen haben, sind diese unbrauchbar.

- Gut ist eine doppelte Tapezierung, die alle zwei Jahre erneuert werden sollte, beziehungsweise alle zwei Jahre empiehlt sich ein neuer Anstrich der Wände.

- Es ist nicht empfehlenswert, ein Schlafzimmer mit den Holzarten Espe, Eiche und Trauerweide einzurichten.

- Kaputte Wände und Decken sollten neu verputzt, tropfende Wasserhähne repariert werden.

Auch die Farbe der Möbel spielt eine große Rolle:

- Schwarze Möbel saugen viel Energie auf.
- Weiße Möbel machen gleichgültig.
- Braune Möbel eignen sich energetisch am besten.

Energetischer Generalputz

Man sollte alle Wohn- und Arbeitsräume mindestens zweimal im Jahr reinigen. Die beste Reinigungszeit sind hier die Monate Mai und Dezember.

Nach dem Absaugen der Bodenflächen sollte man den Boden zweimal abwischen, einmal mit normalem Wasser und einmal mit Weihrauchwasser. Dafür wird der Weihrauch zunächst in heißem Wasser gekocht und dem frischen Putzwasser zugegeben.

Nachdem die Böden gereinigt sind, reinigt man die Wände, indem man sie mit Salzwasser (ein Esslöffel Salz auf zehn Liter Wasser) abwischt.

Fenster sind die Augen des Hauses; deshalb sollten diese immer sauber sein. Wenn die Fenster auf ein Krankenhaus oder einen Friedhof zeigen, sollten sie geschlossen gehalten werden.

Abschließend sollte die Decke mit einem nassen Lappen abgewischt werden. Es empfiehlt sich zudem, die Decke zweimal jährlich zu streichen oder ein Neutralzeichen ("0" oder Kreis) an die Decke zu zeichnen.

Diese Dinge in der Wohnung sollten Sie entsorgen:

- beschädigte Gläser und Geschirr
- kaputte Porzellanfiguren
- beschädigte Spiegel
- durchlöcherte Unterwäsche
- Berge unsauberer Wäsche
- Kleider, die man während eines Unfalles anhatte
- Kleider von Verstorbenen
- religiöse Symbole, die auf dem Kopf stehen
- Gegenstände fremder Religionen (wenn man sehr gläubig ist)
- Speisereste und dreckiges Geschirr
- offene Schere
- Spinnennetze
- Falschgeld
- geklaute Sachen
- fremden Schmuck

Sie können auch überprüfen, ob Gegenstände energetisch gut oder schlecht für Sie sind: Halten Sie Ihre Hand auf den jeweiligen Gegenstand. Sollten Sie Kälte verspüren, ist dieser Gegenstand energetisch nicht brauchbar. Bei Wärme und Kribbeln ist der Gegenstand energetisch brauchbar. Alternativ können Sie bestimmte Gegenstände auch auspendeln oder sie durch ein Gebet besprechen.

Energetisches Heilen

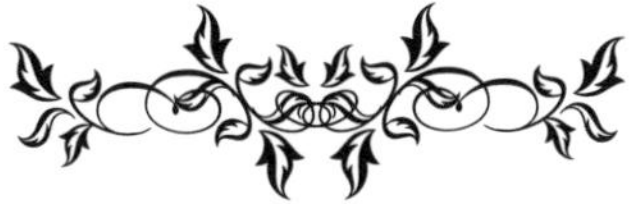

Bioenergetik

Jeder Mensch besitzt eine eigene Energie im Körper, die durch seine Meridiane fließt. Diese Energie ist unsere körpereigene Energie und wird als Bioenergie bezeichnet. Diese wird zum Beispiel beim Handauflegen verwendet und weitergeleitet.

Bioenergetik ist eine sanfte Methode zur Behandlung der Energien des Körpers oder eines Gegenstandes. Organe, Energiefelder, Krankheiten, Gedanken und Emotionen haben individuelle Frequenzen. Durch Bioenergie kann man alle Energien ausgleichen. Durch Handauflegen oder auch bioenergetische Geräte können wir alle uns betreffenden Informationen analysieren und die dahinterliegenden Ursachen herausfinden. Dadurch sind wir in der Lage, unserem Organismus wichtige Impulse zu geben, die die Selbstheilung anregen. Menschen, die sich mit Bioenergie beschäftigen, nennt man Bioenergetik-Therapeuten oder Bioenergetik-Heiler, und Bioenergetik ist ein Teil der Geistheiler-Methode.

In der Bioenergetik untersuchen Heiler die Ausstrahlung des Organismus. Es werden Informationen daraus erlesen und verarbeitet. Die darin enthaltenen Informationen zeigen Störungen an, die teilweise mit bestehenden physischen Problemen übereinstimmen. Organe können sich deshalb im Sinne der emotionalen Anatomie zeigen. So kann

mir etwas im Magen liegen,
ich schlucke etwas hinunter,
etwas geht mir an die Nieren
oder etwas sitzt mir im Nacken,
Knochen zeigen eine Verhärtung und
Verdauungsprobleme bedeuten, dass man etwas nicht verdaut hat.

Individuelles Ritual

Man kann ein persönliches, individuelles Ritual vorbereiten. Dieses Ritual ermöglicht es Ihnen, Ihr Leben wieder ins Lot zu bringen. So werden Sie eventuell auch Ursachen für Ihre Leiden erkennen und diese direkt behandeln können. Denn: Wer die Ursachen kennt, ist in der Lage, das Leiden zu besiegen.

1. Begrüßen Sie die Ahnen.
2. Versuchen Sie, Ihre Probleme zu beschreiben oder zu singen.
3. Schildern Sie Ihre Lebenssituation so, wie sie jetzt ist, und so, wie Sie sie haben wollen.
4. Bitten Sie ein Krafttier, Ihnen zu helfen, und bringen Sie ihm ein Opfer (zum Beispiel ein solches für es verbrennen).
5. Beenden Sie das Ritual durch Trommeln.

Korrektur unserer Bioenergie

Durch folgende Übungen können Sie Ihre Lebensenergie stärken und auch Ihre psychische Energie aktivieren.

Übung 1

Nehmen Sie sich täglich ein paar Minuten für sich, und üben Sie, an sich zu glauben. Stellen Sie sich vor, Sie können alles erreichen, was Sie sich wünschen. Stellen Sie sich auch vor, Sie haben bereits alles erreicht.

Übung 2

Strecken Sie alle Ihre Muskeln im ganzen Körper, legen Sie sich anschließend auf den Boden, und strecken Sie Ihre Beine, drehen Sie sich immer wieder um, mal auf den Bauch, mal auf den Rücken. Nach jedem Umdrehen gähnen Sie eine Minute lang.

Setzen Sie sich, und konzentrieren Sie Ihre Gedanken auf die Muskulatur Ihrer Hände und Füße. Führen Sie gedanklich die Energie von den Händen über die Arme und Schultern nach unten über den Körper, die Oberschenkel, die Beine bis in die Fußsohlen. Versuchen Sie, alle Muskeln zu entspannen, und wiederholen Sie diese Übung zehnmal.

Diese Übungen können Sie überall durchführen, in der U-Bahn oder am Schreibtisch.

Übung 3

Lernen Sie, sich zu konzentrieren. Nehmen Sie dazu mehrmals täglich einen Gegenstand in die Hand, und starren Sie diesen zwei Minuten lang konzentriert an. Machen Sie dann die Augen zu, und versuchen Sie sich vorzustellen, wie dieser Gegenstand aussieht. Wiederholen Sie die Übung so lange, bis es klappt.

Um den Erfolg zu verstärken, können Sie dabei Ihre Beine überkreuzen und beide Hände auf den Schoß legen. Lassen Sie den Gegenstand währenddessen vor sich auf einem Tisch liegen.

Diese Übung können Sie bis zu 30 Minuten lang durchführen.

Übung 4

Um den Geist zu stärken, können Sie auch folgende Übung durchführen: Legen Sie sich auf den Boden, auf die Erde oder den Sand, und betrachten Sie die Wolken oder Sterne, je nach Tageszeit. Genauso können Sie auch Blumen oder Pflanzen beobachten.

Übung 5

Machen Sie es sich bequem, und konzentrieren Sie Ihren Geist auf Ihre Zungenspitze. Stellen Sie sich eine Marmelade vor, und versuchen Sie, deren süßen Geschmack auf Ihrer Zunge zu spüren. Stellen Sie sich anschließend eine reife Zitrone vor. Schälen Sie nun die Zitrone vor Ihrem geistigen Auge, und beißen Sie herzhaft hinein. Versuchen Sie, mit Ihrer Zungenspitze den sauren Geschmack wahrzunehmen.

Übung 6

Setzen Sie sich, und atmen Sie rhythmisch. Konzentrieren Sie sich auf Ihren Solarplexus, atmen Sie tief ein und stellen Sie sich vor, dass Sie die Energien durch die Nase aufnehmen. Halten Sie den Atem ein paar Sekunden an, und atmen Sie wieder aus. Senden Sie Ihrem Solarplexus beim Ausatmen den Auftrag, diese Lebensenergie aufzunehmen. Wiederholen Sie diese Übung mehrmals.

Übung 7

Stellen Sie sich vor, dass Sie irgendwelche Qualitäten haben, die Sie schon immer haben wollten. Stellen Sie sich vor Ihrem Dritten Auge vor, die Qualitäten wären schon da. Atmen Sie nun tief ein, und versuchen Sie sich vorzustellen, dass diese Qualitäten noch stärker werden.

Wenn Sie all diese Übungen in die Tat umsetzen, werden Sie merken, wie Ihre eigene Energie im Körper und die Energie um Sie herum miteinander kommunizieren. Dieses schöne Gefühl bezeichnet man als spirituellen Energieschub.

Energie tanken

Sollten Sie fühlen, dass Sie energielos sind oder dass Ihre Energie im Körper gestaut ist, machen Sie auch folgende Übung, die es Ihnen ermöglicht, zu sich und zur Natur zu finden. Durch diese Korrektur werden Sie zudem stressfrei. Führen Sie die Übung täglich durch, und Sie bleiben fit und locker.

Suchen Sie sich einen ruhigen Platz, setzen Sie sich auf einen Stuhl, ziehen Sie Ihre Schuhe aus und atmen Sie dreimal tief ein und aus. Legen Sie Ihre rechte Hand über die linke, und beugen Sie sich zu Ihren Füßen hinunter. Legen Sie dann das rechte Bein über den linken Oberschenkel, und fassen Sie mit der linken Hand den Fußknöchel; mit der rechten Hand halten Sie den Fuß so, dass die Finger die Zehen umfassen und der Daumen in die Mitte der Fußsohle drückt. Bleiben Sie in dieser Haltung fünf Minuten lang, und wechseln Sie dann die Seiten. Die andere Seite wird ebenfalls fünf Minuten lang gehalten. Anschließend stellen Sie beide Füße wieder auf den Boden und halten ein paar Minuten beide Handflächen aneinandergedrückt.

Eine wichtige Übung für die Chakren, für mehr Energie und um Schlafstörungen zu beseitigen

Um die Chakren anzuregen und auszugleichen, erbitten Sie vom Universum neue Energien und beginnen dann mit der Übung: Stehen Sie auf, schließen Sie die Augen und heben Sie die Arme seitlich vom Körper an, mit den Handflächen nach oben; versuchen Sie, Energie und Wärme zu tanken. Besonders sensible Menschen fühlen ein Kribbeln, Wärme oder ein Ziehen in den Handoberflächen. Einige fühlen, wie diese Energie direkt in die Organe fließt. So bleiben Sie zehn Minuten lang stehen.

Der Mensch lebt in einem Energie-Ozean. Alles ist Energie, und sie bewegt sich um und durch den Menschen. Wir atmen Energie ein und aus. Die Lebensenergie (Pranaenergie genannt) gelangt von allen Seiten in unseren Körper. Wir bekommen diese Energie von Mutter Erde sowie vom Universum (Gott, Geist, Kosmos).

Auch Sie können verschiedene Energien aufnehmen durch

- Wasser, in dem Sie baden, und Meereswellen,
- Luft, tiefes Ein- und Ausatmen, frische Luft,

- die Erde, wenn Sie barfuß laufen und Erde mit den Händen anfassen,
- Feuer, wenn Sie hineinschauen oder am Kamin sitzen, sowie auch Sonnenenergie,
- Holz, Baummeditationen und wenn Sie Bäume umarmen.

Somit werden wir energetisch gesehen von Mutter Erde und vom Universum gleichzeitig unterstützt.

Aber auch schöne romantische Musik oder bestimmte klassische Stücke, beispielsweise von Beethoven, sind in der Lage, uns Energie zu geben. Man kann sagen, dass insbesondere Beethovens Musik die Energie im Körper aktiviert. So kann man auch verschiedene seiner Musikstücke gegen Depressionen, Ängste, Aufregung, Aggressivität und Trauer einsetzen wie zum Beispiel

- gegen Depression die siebte Sinfonie, 2. Teil, Allegretto,
- gegen Trauer die siebte Sonate für Klavier, 2. Teil, Largo e mesto,
- gegen Aggressivität die neunte Sonate für Geige und Klavier,
- bei karmischen Beziehungen die Mondscheinsonate von Beethoven.

Außerdem kann man Energie durch gute Gefühle und Emotionen tanken. Nicht umsonst sehen die Verliebten rein und hell aus und strahlen wortwörtlich Energie aus. Machen Sie ein Experiment: Setzen Sie sich hin, und schließen Sie die Augen. Versuchen Sie zu fühlen, dass eine warme Liebe aus dem Universum auf Sie zukommt. Schnappen Sie sie mit Ihren Händen, und pressen Sie diese an Ihren Körper. Tanken Sie diese Energie fünf Minuten lang. Verspüren Sie Glück und Wärme? Geht es Ihnen auf einmal besser?

Alte energetische Weisheiten

An dieser Stelle möchte ich Ihnen noch ein paar alte energetische Weisheiten verraten, die Ihnen dabei helfen werden, Ihre Energien bei sich zu behalten. Manche werden beim Lesen vielleicht denken, dass diese Kleinigkeiten unwichtig sind – aber nein, sie sind mehr als wichtig. Halten Sie sich daran, werden Sie keine negativen Energien anziehen und womöglich glücklicher. Hier ein paar Weisheiten:

- Lassen Sie nie eine fremde Person Ihr Geschirr abwaschen. Durch das Abwaschen gehen positive Energien in Ihrem Haus verloren.

- Schneiden Sie sich nie die Haare selbst vor dem Spiegel. Das bringt Unglück.

- Das Bett sollte nicht direkt vor beziehungsweise unter dem Fenster stehen. Dies raubt Ihre Lebensenergie.

- Das Bettende sollte nicht zur Zimmertür stehen - die Füße sollten nicht zur Tür zeigen -, und die Tür sollte geschlossen bleiben. So bleiben die Energien in der Wohnung in einem Ausgleich.

- Ein Fernseher tötet die Sexualität und raubt den Schlaf. Ich empfehle Ihnen, alle Fernsehgeräte aus den Schlafräumen zu entfernen.

- Nach der Abreise einer Person sollte die Wohnung nicht sofort gereinigt werden. So entsteht Gefahr für die reisende Person.

- Pfeifen Sie nie zuhause, sonst verlieren Sie Ihr Geld.

- Deponieren Sie keine Türschlüssel auf dem Tisch. Das bringt Konflikte und Streit.

- Lassen Sie nie einen offenen Regenschirm stehen. Das bringt Kummer.

- Schütteln Sie nie nach einer Feier die Tischdecke im Raum aus, sondern im Freien beziehungsweise bei offenem Fenster nach draußen. Das bringt Erfolge.

- Setzen Sie sich nicht auf den Tisch, sonst verarmen Sie; Geldverluste sind garantiert.

- Legen Sie keine zwei Messer an den Platz des Gastes. Das verursacht Streit.

- Um die Energie der Küche zu stärken, sollte man frische Kräuter aufstellen und eventuell verschiedene schöne und bunte Fläschchen, zum Beispiel mit Gewürzen.

- Eine mit Wasser gefüllte Karaffe sollte immer geschlossen werden.

- Streiten Sie nie in der Küche. Die Küche gilt als das Herz der Wohnung und speichert am stärksten die Lebensenergie. Durch Streit kann diese gestört werden.

- Essen und trinken Sie generell keine Reste von Gästen und von anderen Personen.

- Bilder mit Obst als Motiv sind sehr günstig für die Küche. Sie bringen Wärme und Geborgenheit.

- Gäste sollten ein "Gästehandtuch" erhalten.

- Werfen Sie nie geschnittene Haare ins WC oder in Wasser. Das bringt Unglück.

- Fotos sollte man nicht zerreißen oder gar verbrennen. Das bringt Kummer und Schwäche.

- Entsorgen Sie kaputte Uhren, oder bedecken Sie diese mit Stoff.

- Eigene Hausschuhe sollten nicht von anderen Personen getragen werden. Das verursacht Schmerzen.

- Rasieren Sie sich nie mit fremdem Rasierzeug. Aberglaube hin oder her, das bringt definitiv Verluste!

- Eingerostetes Besteck sollte entsorgt werden.

- Fremdes Parfüm sollte nicht verwendet werden.

- Ungewaschene fremde Anziehsachen sollten nicht getragen werden. Dies bremst Ihre Lebensenergie im Körper.

- Die Haare sollten nicht mit fremden Bürsten und Kämmen frisiert werden. Das raubt Energie.

- Ein Badeschwamm sollte nur von einer Person benutzt werden. Wenn Sie einen fremden Badeschwamm verwenden, werden Sie energielos.

- Stellen Sie nie eine Handtasche auf einen Tisch. Das bringt Geldverluste.

Heilwasser

Viele russische Heiler arbeiten mit Heilwasser, doch Sie müssen nicht extra nach Russland reisen, um es zu bekommen, sondern jeder kann es selbst ganz einfach zu Hause herstellen – nehmen Sie dazu ein Glas reines Wasser, legen Sie einen Bergkristall hinein und lassen Sie alles mehrere Stunden lang stehen. Das Wasser wird aufgeladen und kann getrunken werden.

Doch Wasser ist auch der Energiespeicher schlechthin, weswegen Sie Ihr Wasser genauso mit bestimmten Informationen programmieren können. Es ist hochsensibel und reagiert auf kleinste energetische Veränderungen, die man in einem Spektroskop beobachten kann. Damit erkennt man, dass Wassermoleküle kristallähnliche Strukturen bilden; das sind Gitternetze, regelrechte Wasserkristall-Bilder. Darüber berichtet beispielsweise der Japaner Masaru Emoto, der einer der Ersten war, der diese faszinierenden Wasserbilder sichtbar gemacht hat. Man kann also behaupten, dass Wasser ein einzigartiges Informationsmedium ist, eines, das Informationen übertragen und speichern kann. Nutzen Sie diese Tatsache für sich ...

Übung 1

Nehmen Sie ein Glas Wasser, und sehen Sie durch das Glas das Wasser an. Implantieren Sie gedanklich eine beliebige Information in die Mitte des Glases; denken Sie zum Beispiel, das Wasser hätte die Kraft von Acetylsalicilsäure (Aspirin). Das Wasser nimmt diese Information tatsächlich an, das heißt, wenn man dieses Wasser trinkt, ist es mehr als möglich, dass die Kopfschmerzen vergehen.

Übung 2

Sie können das Wasser auch besprechen. Nehmen Sie dazu eine Tasse, sprechen Sie ein Gebet und lassen Sie das Wasser einige Zeit lang stehen. Danach können Sie es einem kranken Menschen zum Trinken geben. Sie werden sehen, dass dieser Mensch Ihnen womöglich berichten wird, dass seine Leiden nachgelassen haben.

Wasser bedeckt rund zwei Drittel der Erdoberfläche. Mehr als zwei Drittel unseres Körpers bestehen aus Wasser - bei Kleinkindern ist es sogar etwas mehr. Wasser gibt uns Energie, gleicht aus, versorgt und reinigt uns. Unser Gehirn setzt sich zu 90 Prozent, die Haut zu 80, die Muskeln zu 75, die Leber zu 69, das Blut zu 92 und die Knochen zu 22 Prozent aus Wasser zusammen. Der Stoffwechsel funktioniert nur, wenn dem Körper ausreichend Wasser zur Verfügung gestellt wird.

Wasser beinhaltet Millionen von Frequenzen. Diese sind gespeichert im so genannten Gedächtnis des Wassers, das, wie wir gehört haben, ein Energie- und Informationsträger ist! Wir müssen dabei aber unter verschiedenen Wasserqualitäten unterscheiden, da Wasser heilende wie auch krankmachende Informationen speichern und weiterleiten kann. Nehmen Sie beispielsweise 20 Körner. Zehn davon geben Sie für etwa 15 bis 25 Sekunden in einen Mikrowellenherd. Lassen Sie alle Körner anschließend von einem Chemiker analysieren. Er wird keinen Unterschied feststellen; für ihn sind beide Proben exakt gleich. Sodann legen Sie beide Proben getrennt in Wasser. Aber: Die Mikrowellenkörner keimen nicht, sie sind tot. So ist es auch mit dem Wasser. Es gibt lebendiges Wasser und totes Wasser. Achten Sie daher genau darauf, was für Wasser Sie zu sich nehmen.

Silberwasser

Die Heileigenschaften des Silbers waren schon im Altertum bekannt, und in alten Hindubüchern erwähnt man, dass Wasser dadurch desinfiziert wurde. Silberwasser ist mit positiven Silberionen angereichertes Wasser. Sie kennen bestimmt Tabletten, die man zum Desinfizieren in Wasser gibt; auch in diesen ist Silber enthalten. Auch Weihwasser wird übrigens mit einem Silberkreuz geweiht! Nicht zufällig haben zudem unsere Vorfahren Silbergeschirr und -besteck verwendet, denn Silberbesteck war nicht nur eine Frage des Luxus, sondern wirkte auch antibakteriell.

Ionisiertes Wasser

Wasser ist die Grundlage unseres Lebens und überall enthalten - sogar in Steinen. Es besteht aus zwei basischen Teilen und einem sauren Teil. Außerdem ist Wasser ein Informationsträger, weshalb man es mit Gebeten besprechen kann. Wasser nimmt rasch die Kraft und Schwingung des Wortes an. Durch so genanntes Tauwasser (das Wasser wird eingefroren und abgetaut, somit verändern sich die Wassermolekülstruktur sowie der ph-Wert des Wassers) oder auch besprochenes Wasser kann man sogar eingegangene Pflanzen wiederbeleben.

Wir alle sind übersäuert

Wir wundern uns oft darüber, dass immer öfter junge Leute Alterskrankheiten bekommen. Doch im Grunde ist es völlig klar, warum dies geschieht: Wir essen zu sauer und übersäuern uns durch Stress; sogar Kinder sind übersäuert. Durch die "verschmutzte" Natur und schädliche Essgewohnheiten sowie durch Stresssituationen verschlechtert sich auch unser Stoffwechsel. In diesem Prozess wird die Nahrung zu den Säureabfällen, die der Organismus durch Harn und Schweiß sowie ausgeatmetes Kohlendioxid zu beseitigen versucht. Leider ist es nicht möglich, alle gebildeten Abfälle auszuscheiden; so werden sie als Ablage in unserem Körper aufbewahrt und wir damit dauerhaft langsam vergiftet. Zu viel Säure - zu schnelle Alterung!

Um gesund leben zu können, sollte unser Blut alkalisch bleiben. Um der Säureabfälle Herr zu werden, wenn diese nicht gebunden und ausgeschieden werden können, lagert der Organismus sie häufig auch im Fettgewebe ab. Nicht umsonst sagt man, dass Fett negative Stoffe in sich trägt und durch Abnehmen eine Entgiftung erfolgt.

Trinken Sie ionisiertes = alkalisches Wasser

Die Toxine sollten ständig aus dem Organismus beseitigt werden. Diese Arbeit erledigt das alkalische oder auch lebendige Wasser sehr effektiv, denn dieses Wasser neutralisiert die Säureabfälle; so werden sie leicht über die Nieren ausgeschieden. Das alkalische Wasser ist ein ionisiertes Wasser. Die Spannung der Oberfläche des alkalischen Wassers ist sehr vermindert; deshalb wird ein solches Wasser vom Körper leichter aufgenommen. Es dringt viel effektiver in das Gewebe ein als Trinkwasser, löst die Toxine und spült sie aus dem Körper. Das alkalische Wasser beinhaltet viel Sauerstoff und gibt negative OH-Ionen ab. Es ist ein natürliches Antioxidationsmittel; man kann es nie überdosieren. Der Körper nimmt von ihm so viel auf, wie er braucht - den Überfluss beseitigt er mit dem Harn. Das alkalische Wasser wird durch Einfrieren und Abtauen des Leitungswassers oder in einem speziellen Wasserionisator vorbereitet. Es wird sowohl prophylaktisch als auch zum Heilen benutzt.

Schamanen beispielsweise heilen auf der ganzen Welt mit Tauwasser und haben damit Erfolge seit tausenden von Jahren. Warum wirkt das eigentlich? Nun, normales Wasser ähnelt nicht dem Wasser, woraus ein menschlicher Körper besteht. Nach dem Einfrieren und Abtauen jedoch verändert sich die Wasserstruktur und ist danach unserem Zellwasser ähnlich, so dass sich der Körper dadurch regenerieren und reinigen kann.

Eine Kundin schrieb mich einmal an: "Ich sah deine vorletzte Sendung im TV. Du sagtest, dass aufgetautes Wasser auch beim Abnehmen helfen sollte; war ja wieder hochinteressant. Ich hatte es nun eine Woche lang probiert - und bingo! Drei Kilo sind weg! In einer anderen Sendung habe ich ebenfalls gesehen, wie auf Wasser einmal im positiven und einmal im negativen Sinne ‚eingeredet' wurde. Dann wurde beides eingefroren und nach dem Auftauen unter ein Mikroskop gelegt. Es war unbeschreiblich, wie unterschiedlich die Kristalle jeweils waren!"

Dies bestätigt wieder die Wirkung des Wissens unserer Ahnen. Mich freut es riesig, wenn Wissenschaftler auch nicht wissenschaftlich begründete Grundsätze zu erforschen versuchen und so manches Mal beweisen können, dass es das, was eigentlich nicht sein kann, doch gibt.

Aufgeladenes Wasser

Dieses Wasser ist eine neue Form von Wasser mit bemerkenswerten Eigenschaften. Erstmals vorgestellt habe ich es im Jahr 2004 in meinen

Sendungen bei Astro TV. Obwohl das durch meine Stimme aufgeladene Wasser fantastische Eigenschaften besitzt, ist es für die Chemiker nichts weiter als H_2O. Aber Menschen reagieren sehr positiv darauf, und ich erlebte mehrere Spontanheilungen innerhalb kurzer Zeit.

Was steckt dahinter? Die Mikro-Struktur offenbart den entscheidenden Unterschied zu gewöhnlichem Wasser. Dieses Wasser besitzt Eigenschaften von zielgerichtetem Bewusstsein; es hat eine optimale positive Wirkung, die übertragen wird.

Das Geheimnis der Herstellung dieses Wassers wurde zunächst niemandem offenbart, doch nun können meine Klienten es durch meine CD "Wasser aufladen" energetisieren. Offensichtlich wird das aufgeladene Wasser gerade jetzt, wo wir es am dringendsten benötigen, sehr wichtig für uns sein. Deshalb habe ich diese CD auf den Markt gebracht - damit jeder zu Hause durch die Schwingung meiner Stimme dieses Wasser selbst zubereiten kann.

Herstellung

Sie brauchen ein gutes stilles Wasser und meine CD "Wasser aufladen", die Sie in jeder guten Buchhandlung bekommen. Zur Stabilisierung - damit das Wasser nicht schal wird - und um den Geschmack abzustimmen, kann man auch ein paar Tropfen Silberwasser hinzugeben.

Ernährung nach dem Yin- und Yangprinzip

Es gibt heutzutage sicher kaum jemanden, der noch nichts von Yin und Yang gehört hat. Yin und Yang sind zwei Begriffe aus der chinesischen Philosophie und nach chinesischer Auffassung nicht antagonistisch, sondern sich ergänzend. Bei Yang handelt es sich um das Prinzip "Sonne" und bei Yin um das Prinzip "Schatten", der Übergang ist dabei fließend. Wir haben sie als allumfassende, unstrukturierte Einheit zu verstehen, die deshalb das große Potenzial aller Möglichkeiten enthält. Dargestellt wird diese Energie von einem leeren und umschlossenen Kreis, der oft mit einem Ei verglichen wird. Wird das Ei befruchtet, findet eine Transformation statt - so entsteht das Leben. Die unbegrenzte Einheit des leeren Kreises beginnt sich zu differenzieren und eine Form anzunehmen, hier einen Kreis mit einem Punkt in der Mitte. Daraus wachsen zwei unterschiedliche Potenziale. Diese Potenziale gleichen einem Magnetfeld, dessen Kräfte ausgeglichen sind. So entsteht der zweigeteilte Kreis. Die polaren Kräfte entfalten sich weiter. An der einen Stelle drängt das Yang vor, das Yin weicht zurück, auf der anderen Seite entfaltet sich das Yin, und das Yang nimmt ab.

Die Eigenschaften von Yin und Yang

- Yin und Yang treten immer gemeinsam auf, niemals isoliert.
- Yin und Yang befinden sich in einem dauerhaften Zustand von Veränderung und Gleichgewicht.
- Yin und Yang sind nicht absolut, sondern nur in Relation zueinander zu verstehen.
- An der Spitze des Yin steigt Yang auf und Yin ab.
- An der Spitze des Yang steigt Yin auf und Yang ab.
- Yang und Yin erscheinen als dynamische Paare von Gegensätzen.
- Yang und Yin verstärken einander, Schicht um Schicht.
- Yang und Yin erschaffen zur Erde gehörende Dinge in sechs Stufen.
- Phänomene verstecken sich und spielen im Gefolge von Yang und Yin.

Die Manifestationen von Yin und Yang

Yang, männlich	**Yin, weiblich**
hell	dunkel
aufsteigend	absteigend
bewegend	still
sich ausdehnend	sich zusammenziehend
innovativ	traditionell
kreativ	rezeptiv
gebend	erhaltend
weiß	schwarz
Nordpol	Südpol
Berg	Tal

gerader Weg	gewundener Weg
lineare Zeit	zyklische Zeit
physische Welt	astrale Welt
Banner, die im Wind wehen, sonnig	wolkig, bedeckt
Beginn eines Zyklus	Ende eines Zyklus
Höhe	Tiefe
Vormittag, Nachmittag	Abend, Nacht
Himmel	Erde
Ost, Süd	West, Nord
Tag	Nacht
Licht	Schatten
Sonne	Mond
Feuer	Wasser
Wandlung	Stabilität
Aktivität	Passivität
Dynamik	Statik
Auflösung	Starre
linke Körperhälfte	rechte Körperhälfte
Kopf	Torso und Glieder
peripher (Haut, Muskeln)	zentral (Organe)
Rückseite (Rücken, Gesäß)	Vorderseite (Brust, Bauch)
oberhalb der Hüfte	unterhalb der Hüfte

Ein gesundes Yin bedeutet, Lebenskraft und Substanz zu besitzen. Auf der körperlichen Ebene sorgt es für die Fähigkeit, sich zu entspannen, für erholsamen Schlaf und gute Nerven. Auf der psychischen Ebene ist es für Gelassenheit, Geduld und Zurückhaltung zuständig. Kräftige Knochen und Zähne, glänzende Augen und Haare und rosige Wangen sind Zeichen einer starken Yin-Wurzel.

Ein gesundes Yang bedeutet, Lebenskraft und Energie zu besitzen. Auf der körperlichen Ebene ist es für Leistungsstärke, Dynamik, kraftvolle Verdauung und starke Abwehrkräfte verantwortlich. In Zusammenhang mit der Psyche steht es für Konzentration, Elan und Willenskraft, kräftige Stimme, starke Ausstrahlung sowie Lebensfreude und Mut. Zum Yang gehören die beiden aktiven Prozesse, die unseren Organismus lebendig erhalten.

Von der Qualität unserer Yin- und Yang-Wurzeln hängt es ab, ob wir gesund, glücklich und erfolgreich sind. Langfristige Belastungen wie körperliche Überanstrengung, Stress, Frust, Ärger und ungünstige Essgewohnheiten überfordern irgendwann den Organismus. Es kommt zu einem Mangel oder Überschuss von Yin und Yang in den Organen mit anfangs harmlosen Beschwerden und schlussendlich ernsthaften Erkrankungen.

Nach Auffassung der chinesischen Ernährungslehre gibt es für alle unausgewogenen Zustände die richtigen Nahrungsmittel. Die Basis, um einen harmonischen Gesundheitszustand zu erreichen, bildet die Einteilung der Lebensmittel entsprechend ihrer thermischen Wirkung auf den Körper.

Während bei uns vor allem auf Vitamine, Mineralstoffe und Spurenelemente Wert gelegt wird, zählt in der chinesischen Küche hauptsächlich die thermische Wirkung der Lebensmittel. Bei der Zubereitung von Speisen achten Sie deshalb stets darauf, wie die einzelnen Zutaten auf den menschlichen Körper wirken.

heiß	viel Yang
warm	Yang
neutral, erfrischend	Yin
kalt	viel Yin

Hinsichtlich einer gesunden Ernährung bedeutet dies, dass Menschen mit einem Yang-Mangel (zu wenig Wärme, zu viel Kälte) vor allem heiße und warme sowie neutrale Lebensmittel konsumieren sollten.

Die heißen Nahrungsmittel umfassen scharfe Gewürze, Fencheltee, Lammfleisch sowie gegrilltes Fleisch; hochprozentiger Alkohol schützt den Körper vor Kälte (Yin-Fülle). Mithilfe unterschiedlicher Koch-Techniken und Zutaten kann die thermische Wirkung von Speisen verändert beziehungsweise den individuellen Anforderungen angepasst werden. Durch Grillen, scharfes Anbraten, Rösten, Backen, Kochen, durch die Zugabe von Alkohol erhitzt man Speisen; durch die Verwendung erfrischender Zutaten wie Obst, Fruchtsäfte, Champignons, Algen und Sprossen wird die Speise kühler.

Zu den **warmen Nahrungsmitteln** werden fast alle getrockneten Kräuter gezählt, ebenso die meisten Fischsorten, milde Gewürze, Hühnerfleisch,

Zwiebeln, Marillen, Pfirsiche und Kirschen, Kaffee, Kakao, Buchweizen, Hafer, Senf und Mohn. Sie führen dem Körper Wärme zu (verhindern Yang-Mangel) und steigern so die Aktivität.

Menschen mit Yin-Mangel (zu viel Wärme, zu wenig Kälte) hingegen sollten Nahrungsmittel, die erfrischend und kalt sowie neutral sind, essen.

Zu den **erfrischenden Lebensmitteln** zählen die meisten Salatsorten, Putenfleisch, Sauerkraut, Champignons, Spinat, Spargel, heimische Früchte, Pfefferminztee, Dinkel, Weizen, Reis und Quark. Sie sind die Quelle für Körpersäfte und Blut (verhindern Yin-Mangel).

Zu den **kalten Nahrungsmitteln** gehören beispielsweise Tomate, Gurke, Banane, Ananas, Kiwi, Joghurt, Salz, grüner und schwarzer Tee und Mineralwasser. Sie kühlen den Körper ab und schützen so vor übermäßiger Hitze (Yang-Fülle).

Neutrale Lebensmittel sind Karotten, Hülsenfrüchte, alle Kohlsorten, Kartoffeln, Nüsse, Kalb- und Rindfleisch, Eier, Butter, Milch und Trauben. Sie bauen das Qi auf und wirken ausgleichend auf alle Organe.

In der chinesischen Ernährungslehre werden Lebensmittel aber nicht nur in kalte oder heiße Speisen, sondern in die fünf Elemente Holz, Feuer, Erde, Metall und Wasser unterteilt. Dabei wird angenommen, dass jeder Prozess und jedes menschliche Leben die Stadien der fünf Elemente unweigerlich durchläuft, und dieses Muster wird auch beim Kochen verwendet. Jedem der Elemente wird zudem ein bestimmter Geschmack, eine spezielle Wirkung zugeschrieben.

Holz

Das Holzelement ist der Anfang, der Frühling, Geburt und Kindheit. Schnelles Wachstum und Entwicklung sind seine Hauptmerkmale. Es steht für die Geschmacksrichtung "sauer" und für eine erfrischende Energie. Die zugehörigen Organe sind Leber und Gallenblase, der bioklimatisch ungünstige Faktor ist der Wind. Die Nahrungsmittel dieses Elementes sind Getreide (Dinkel, Weizen), sprossenfrische Kräuter, Salat, grünes Gemüse und säuerliches Obst.

Feuer

Das Feuerelement bedeutet Wärme und Licht. Es ist die Zeit des Sommers, des üppigen Wachstums, des Eintritts in die Pubertät und des Erwachens der Sexualität. Die dazugehörigen Nahrungsmittel sind bitter im Geschmack, sie trocknen und leiten das Qi im Körper nach unten, das heißt, sie helfen wesentlich beim Verdauungsprozess und wirken gegen Übergewicht; bioklimatisch ungünstig ist Hitze. Zu den Feuernahrungsmitteln zählen Chicorée, Rucola, Grapefruit, Getreide (Roggen, Hirse) und Bitterlikör.

Erde

Die Erde ist die Mitte von allem Lebendigen und allen Dingen. Zwar wird sie im Zyklus dem Spätsommer zugeordnet, im Grunde genommen zieht sie sich aber durch das ganze Jahr hindurch, indem sie die Jahreszeiten ineinander überleitet. Für den Menschen in seinen Entwicklungsstadien bedeutet Erde die Lebensmitte, das Ernten von Erreichtem. Das Erdelement steht für die Geschmacksrichtung “süß”, für das Sättigende und macht somit den größten Teil der Nahrung aus. Zum Erdelement zählen die Organe Milz und Magen, deren Hauptaufgabe darin besteht, aus Nahrung Energie zu gewinnen und sie dem Körper zur Verfügung zu stellen. Der bioklimatisch ungünstige Faktor ist Feuchtigkeit, die emotionalen und geistigen Aspekte der Erde sind innere Stabilität, Konzentration, Fürsorge für sich und andere, aber auch Grübeln und sich Sorgen machen. Erdnahrungsmittel sind fast alle Getreide-, Fleisch- und Gemüsesorten, Eier, Fette und Nüsse.

Metall

Es ist die Zeit des Herbstes, der Ernte, aber auch des beginnenden Abschiedes, der Trauer. Das Metallelement steht für den scharfen Geschmack, der sowohl bei Eindringen von äußerer Kälte als auch bei innerer Kälte hilfreich ist. Beim Kochen bringt die Anwendung von scharfen Gewürzen oder Alkohol in Maßen die körpereigene Energie in Bewegung und baut Wärme im Körper auf. Die dem Metall zugehörigen Organe sind Lunge und Dickdarm; der bioklimatisch ungünstige Faktor ist die Trockenheit. Zu den Metallnahrungsmitteln gehören unter anderem Getränke wie Ingwertee, Glühwein, warme Gewürze sowie Kohlrabi, Rettich, Lauch und Zwiebeln.

Wasser

Das Wasserelement symbolisiert den Winter, im Leben eines Menschen das Alter und damit Ruhe und Zurückgezogenheit, aber auch Weisheit sowie inneren Reichtum. Zugeordnet ist der salzige Geschmack. Daher haben alle Lebensmittel, die nach Meer riechen (Meeresalgen, Fisch, Meeresfrüchte), eine aufweichende Wirkung. Niere und Blase sind besonders empfindlich gegen Kälte und müssen daher in der kalten Jahreszeit durch erwärmende Nahrung geschützt werden. Wassernahrungsmittel sind neben Meeresfrüchten auch Mineralwasser, Süßwasserfisch und Hülsenfrüchte.

Generell gilt: Wichtig für den Energiefluss im Körper ist es, beim Kochen darauf zu achten, dass die Zutaten in der richtigen Reihenfolge beigemischt werden, das heißt in der Reihenfolge der Elemente.

Erkrankungen und die Nahrungsmittel, die nach der Traditionellen Chinesischen Medizin gemieden werden sollten, um das Leiden nicht zu verschlimmern

Akne, Pusteln: Schweinefüße und -ohren, Süßigkeiten, Frittiertes und in Öl Gebratenes, Kaffee und Ginseng

Apoplexie (Schlaganfall): Krabben, Hummer, Langusten und andere Meeresfrüchte sowie Innereien

Hauterkrankungen: Milchprodukte, Alkohol, Enteneier, Bambussprossen, Pilze (besonders Shiitake), Erdnüsse, Mangos, Meeresfrüchte, stark trocknende Speisen und Getränke (Kaffee, Genussmittel)

Herzkrankheiten: ölige, fette Speisen, tierische Fette

Hypertonie: Genussmittel wie Tabak, Alkohol, fette, frittierte, stark gesalzene Speisen, heiße Badetemperatur

Knochenschmerzen, Frakturen: Bananen

Lebererkrankungen: zwiebelartige Gemüse, Innereien von Tieren (Leber, Niere, Zunge, Hirn etc.), Alkohol und fette oder ölige Speisen

Lungenerkrankungen: Auberginen, Tabak, Alkohol

Magenschmerzen: Klebreis, Bananen, Frittiertes und in Öl Gebratenes, Betelnüsse (in Taiwan Genussmittel)

Nierenerkrankungen: Huhn und Ente (besonders Extremitäten), stark Gesalzenes, Alkohol

rheumatische Erkrankungen: Bohnen aller Art, Innereien, Eier, Muskelfleisch, Frittiertes und in Öl Gebratenes, Bananen

Heilen mit Klangschalen und Glocken

Eine wichtige Rolle beim energetischen Ausgleich spielt unsere seelische Entwicklung. Deshalb ist es sehr wichtig, Gebete und Anrufungen sowie das Meditieren anzuwenden. Am besten sollte man dies in der Früh sowie abends machen. Sollten Sie etwas Wichtiges planen, beten Sie auch davor, denn ein Gläubiger ist immer an der Energiequelle. Um leichter zu entspannen, verwenden viele Heiler Klangschalen oder Glocken; diese sind in der Lage, uns energetisch auszugleichen.

Die noch heute übliche Glockenform entwickelte sich erst im 14. und 15. Jahrhundert. Eine Glocke hängt an einem Balken, der Glockenjoch genannt wird. An diesem Joch ist ein Rad befestigt, das einem Speichenrad ähnelt, das so genannte Seilrad. Weiterhin findet man eine Spannvorrichtung, an die ein Drahtseil mit einer Kette angeschlossen ist. In der Glocke selbst hängt ein so genannter Klöppel, der den Ton der Glocke macht, indem er beim Läuten an den Glockenkörper schlägt.

Glocken unterscheiden sich in ihrer Form, die verantwortlich für die Tonlage ist, und auch durch verschiedene Wandstärken. In verschiedenen Regionen und zu gewissen Zeiten wurden dünn- oder dickwandige Glocken gegossen. Von zwei Glocken gleichen Durchmessers besitzt jene mit der größeren Wandstärke die höhere Tonlage, und von zwei Glocken gleicher Wandstärke besitzt jene mit dem größeren Durchmesser die tiefere Tonlage.

Die Schwingung einer Glocke ist in der Lage, alle Zellen unseres Körpers zu erreichen. Auf der ganzen Welt gibt es daher seit hunderten von Jahren die so genannte Glockentherapie, denn ein Glockenspiel reinigt alle sieben energetischen Sphären, die Umgebung und die Räume. Das Glockenspiel erreicht unsere Seele und heilt sie.

Bekanntlich verbreitet sich die Glockenschwingung in Kreisform – wie bei einem Stein, den man ins Wasser wirft. Wenn Sie in einem Kreis stehen, können Sie die Schwingung sehr klar und deutlich spüren, machen Sie einen Schritt nach hinten, wird der Klang weit und leiser. Nicht umsonst sagen Gläubige, dass Glocken mit Gottes Stimme sprechen.

Geistiges Operieren und geistige Chirurgie

Die "geistige Operation" ist eine alte Behandlungsmethode - operieren ohne Skalpell und ohne Blut. Es handelt sich hier um einen Vorgang, bei dem unser Körper als Kanal zur Verfügung gestellt wird. Dabei durchströmt uns eine große Kraft. Ich bezeichne Menschen, die geistiges Operieren ausüben, als Ärzte der göttlichen Hand. Wichtig ist dabei zu versuchen, die "Persönlichkeit" zur Seite zu stellen und abzuschalten.

Ein geistiger Chirurg stellt sich demnach als Kanal zur Verfügung, und beim geistigen Operieren wird unter Umgehung des Verstandes gearbeitet, denn sehr oft ist gerade unser Verstand die "eigentliche" energetische Stauung. Wenn wir unseren Verstand abschalten und auf unser Herz hören, lassen wir die göttliche Seelen-Energie fließen. Somit erfolgt eine geistige Korrektur aus der höheren Welt. Wenn der Energiestau beseitigt ist, hat die Krankheit keine Chance mehr.

Wichtig bei dieser Art der Heilung ist absolutes Vertrauen in die göttliche Führung.

Wenn sich diese Menschen für diese Aufgabe bereiterklären und ihren Körper zur Verfügung stellen, bekommen sie beim Anblick eines kranken Menschen eine klare Vision, welche Organe oder welches Gewebe im Körper betroffen sind. Ein geistiger Chirurg fühlt durch die Hände, wo der Energiefluss wiederhergestellt werden muss.

Was passiert beim geistigen Operieren?

Geistiges Operieren geschieht durch Hilfe aus der geistigen Welt mittels Lichtwesen, die über sehr hohe Schwingungen verfügen. Während der OP spüren die Behandelten manchmal Vibrationen im Körper, die auch nach dem Eingriff noch spürbar sein können. Die geistige OP kann körperliche und geistige Beschwerden beseitigen.

Durch diese Heiler wird gearbeitet und geheilt, und ihre Aufgabe ist es, die Natur beim Heilungsprozess durch den Geist zu unterstützen. Durch das Freisetzen der Lebenskräfte eines Menschen kann eine spontane Heilung erfolgen. Das Wort "Heilung" erinnert mich auch immer an "heilig" sowie "heil sein" ...

Als Vorbereitung auf die geistige Operation sollte man zuerst versuchen, die eigenen Selbstheilungskräfte zu reaktivieren. Dies passiert durch meditative Arbeit - durch gezielte Meditationen, durch Aura- und Chakraübungen stärken wir das Vertrauen in die starke und liebevolle Kraft des Kosmos und versetzen unseren Geist in die Lage, mit kranken Organen zu kommunizieren und diese zu reparieren. So werden die gewünschten Korrekturen vorgenommen. Man kann an einem oder mehreren Organen oder an Gewebe eine Handlung vollziehen. Dabei wird der physische Körper weder geöffnet noch berührt, denn diese Operation geschieht feinstofflich, ohne Messer und ohne Blut. Das kranke Gewebe wird vorsichtig herausgenommen und behandelt. Danach wird es dem Patienten in gesundem Zustand wieder angepasst. Ziel einer geistigen Operation ist es, Menschen innerhalb von Sekunden ohne Berührung, allein mit dem Geist, zu helfen.

Wichtiger Hinweis: Ich weise ausdrücklich darauf hin, dass die geistige Operation nicht die Hilfe oder Konsultation eines Arztes oder Heilpraktikers ersetzen kann. Bei gesundheitlichen Problemen muss ein Schulmediziner aufgesucht werden!

Geistige Wirbelsäulenbegradigung

"Wenn der Geist eines Menschen gerade ausgerichtet ist, wird der Körper innerhalb von Sekunden auch gerade ..." - das ist der Tenor vieler Heiler. Durch einen Becken-Schiefstand können beispielsweise folgende Beschwerden hervorgerufen werden:

- Bandscheibenbeschwerden
- Bluthochdruck
- Durchblutungsstörungen
- Gicht
- Gleitwirbel
- Hexenschuss
- Hüft- und Kniearthrose
- Ischias
- Kopfschmerzen
- Konzentrationsstörungen
- Lymphstau
- Muskelschwund
- Nervenerkrankungen
- Ohrgeräusche
- Osteoporose
- Rippen-Engstand
- schiefe Zahnspalten
- Schulterschmerzen
- Sehstörungen
- Tennisarm
- Unfruchtbarkeit
- verspannte Rückenmuskulatur
- Zirkulationsstörungen
- Beinlängendifferenz
- Beinverkürzung
- Fehlfunktion der Hirnanhangsdrüse
- Hautkrankheiten
- HWS-, BWS-, LWS-Syndrom
- Impotenz
- Knochendegeneration
- Kreuzschmerzen
- Leistenschmerzen
- Migräne
- Nackenschmerzen
- Nierenstau
- organische Probleme
- Platt- oder Spreizfuß
- Rippenreizung
- Schlaflosigkeit
- Schwindel
- Taubheit in Extremitäten
- Übersäuerung
- Verschleißerscheinungen
- Wirbelsäulenverkrümmung

Rückenprobleme und Rückenschmerzen durch Wirbelsäulenerkrankungen nehmen in der Bevölkerung stetig zu. Heutzutage hat jeder zweite Mensch diese Probleme. Durch Verschiebung einzelner Wirbelkörper kommt es zu akuten Schmerzen oder Blockaden, die sich wiederum auf einzelne Organe oder deren Funktion auswirken können.

Dies kann sich in unterschiedlichen Beinlängen oder einer Schiefstellung der Schulterblätter zeigen. Eine geistige Beckenschiefstand-Korrektur kann bei Menschen oder Tieren durch das Ausrichten des Beckens Verbesserung bringen. So werden fehlgestellte Wirbel wieder an den rechten Platz gebracht und dadurch Schmerzen behoben. Eine solche Korrektur ist direkt bei der ersten Behandlung sichtbar und spürbar.

Durch Begradigung der Wirbelsäule wird unter Umständen alles, was jahrelang "schief" lag, in die normale Stellung zurückrutschen. Dies lindert die Schmerzen im ganzen Körper oder sogar in der Seele, denn das Zusammenspiel von Körper, Seele und Geist wird dadurch korrigiert und verändert.

Durch die geistige Begradigung des Beckens können diese Beschwerden ziemlich schnell verschwinden. Solch eine Begradigung geschieht durch den Geist des Heilers und die Kanalisierung der göttlichen Energien. Voraussetzung ist eine gewisse Offenheit den Dingen gegenüber, die unser Verstand nicht erklären kann.

Viele Therapeuten bezeichnen diese Begradigung als "Quantensprung". Dabei erfolgt eine klare Ausrichtung auf das Göttliche, und unser Körper richtet sich in Kürze gerade aus.

Die Schulterschiefstand-Korrektur arbeitet vielseitig. Sie bietet auch eine spirituelle Hilfe - eine ganzheitliche Methode, die uns in Einklang mit der Natur bringt. Sie löst gleichzeitig Blockaden auf geistiger Ebene und ermöglicht somit die Grundlage für eine komplette Genesung.

Es gibt Ausbildungen zum Begradigungstherapeuten oder zum Geistheiler. Ich selbst bilde meine Schüler aus und integriere in die "Kosmoenergetische mediale Geistheilung" auch die schamanische Begradigungsmethode.

Korrektur der Mittellinie

Jedes Auge überträgt die empfangene Information zu 80 Prozent in die andere Gehirnhälfte und zu 20 Prozent in die seiner Seite. Lesen wir ein Buch, gehen 80 Prozent der gelesenen Informationen von der linken

Seite im Buch in die rechte Gehirnhälfte und 20 Prozent in die linke. Nicht umsonst wird daher die rechte Seite in einer Zeitschrift werbemäßig voll ausgenutzt, weil die Informationen in der logischen, linken Gehirnhälfte ankommen sollen.

Beide Augen sollten jedoch die gleichen Mengen an Informationen aufnehmen können, und dieses Gleichgewicht nennt man dann die "mittlere Linie". Geht sie verloren, nehmen beide Augen die Informationen separat auf. Das führt dazu, dass man sich nicht mehr genau erinnern kann, was man gelesen hat. Sollten Sie das bei sich bemerkt haben, können Sie folgendes Experiment machen:

Schlagen Sie ein Buch auf, und lesen Sie eine Seite gleichzeitig mit beiden Augen. Versuchen Sie sich nach einer Stunde daran zu erinnern, was Sie gelesen haben. Nun nehmen Sie das Buch wieder zur Hand und lesen eine andere Seite, jedoch halten Sie sich ein Auge zu. Wieder nach einer Stunde versuchen Sie sich zu erinnern, was Sie gelesen haben. Kinder machen das übrigens sehr häufig.

Nun zur Korrektur: Setzen Sie sich auf einen Stuhl, der einer Wand gegenüber steht. Fixieren Sie auf dieser Wand einen Punkt, der in Augenhöhe liegt. Während der Korrektur sollten Sie diesen Punkt mit beiden Augen drei Minuten lang fixieren. Machen Sie dann die Augen zu und wieder auf, und stehen Sie auf. Finden Sie nun im Stehen erneut einen Punkt in Ihrer Augenhöhe auf einer Wand oder auch in der Luft. Nun folgen drei verschiedene Bewegungen, die jeweils sechs- bis achtmal wiederholt werden.

1. Bewegung: Heben Sie abwechselnd beide Knie, und berühren Sie die Ellenbogen derselben Körperseite.

2. Bewegung: Heben Sie abwechselnd beide Knie, und berühren Sie die Ellenbogen der anderen Seite.

3. Bewegung: Fassen Sie mit der rechten Hand hinter Ihrem Rücken die Ferse des linken Fußes, und wechseln Sie dann die Seiten.

Machen Sie diese Übung einmal täglich über mehrere Wochen hinweg.

Sollte die Mittellinie tatsächlich gestört gewesen sein, wird es Ihnen in den ersten Tagen etwas schwindelig sein.

Vielleicht kennen Sie Menschen, die beim Laufen die Balance nicht halten können. Dies geschieht, weil keine Balance im Körper ist und hängt ebenfalls mit der gestörten Mittellinie zusammen.

Auch dies ist korrigierbar: Setzen Sie sich dem sitzenden Klienten gegenüber. Seine Hände liegen auf den Oberschenkeln mit nach oben geöffneten Handflächen. Greifen Sie nun unter seine Hände - und zwar so, dass Ihr Daumen jeweils auf seinen Handballen drückt. Lassen Sie nach drei Minuten los.

Anschließend stehen Sie auf und nehmen die rechte Hand des Klienten in Ihre rechte Hand. Dabei drückt Ihr Daumen wieder auf den Handballen des Klienten. Ihre linke Hand legen Sie auf seinen rechten Fußrücken; wechseln Sie nach einer Minute die Seiten. Nun legen Sie Ihre rechte Hand diagonal auf die rechte Hand des Klienten und die linke Hand auf den linken Fußrücken des Klienten; wechseln Sie nach drei Minuten die Seiten.

In einer weiteren Übung drücken Sie mit der Hand den Kopf des Klienten zu jeder Seite und halten ihn dort einige Minuten, dabei liegt die andere Hand auf seiner Schulter.

Handauflegen und Lichtarbeit

Das Handauflegen ist eine der ältesten Heilmethoden, und Hinweise darauf finden sich überall auf der Welt. Das Heilen mit den Händen kann bei jeder Krankheit unterstützend eingesetzt werden. Es gibt eine Menge ganz verschiedener Formen des Handauflegens, dabei werden verschiedene Energien in ein Gewebe oder ein Organ übertragen:

- Übertragen der eigenen Energie
- Übertragen der Lichtenergie

- Übertragen der universellen Energien
- Übertragen der göttlichen Energie
- Übertragen der magnetischen Energien
- Übertragen der Wärme
- Übertragen der Gedanken und der Vorstellung

Kanal für heilende Energie

Die meisten Heiler sehen sich nur als Kanal für heilende Energien. Diese Energien können aus verschiedenen Quellen geschöpft werden:

- schöpferische Quelle
- Prana-Quelle
- Reiki-Quelle
- göttliche Quelle
- Engel-Quelle

Sie leiten diese Energien in den physischen oder feinstofflichen Körper des Kranken weiter. Der Heiler sollte liebevoll und mit Mitgefühl geistig arbeiten sowie sich schließlich als Kanal mit dem Kranken verbinden können.

Stressbewältigung

Stress kostet Lebenskraft, und einen gestressten Menschen erkennt man meist sofort. Wir sollten immer bedenken: Stress, den wir einmal erlebt haben, kann in unserem Unterbewussten verankert bleiben. Sollte sich dieselbe Stresssituation wiederholen, speichert unser Körper diese Blockade, und wir finden uns möglicherweise im dritten oder vierten Stressstadium wieder. Man unterscheidet vier Stressstadien:

Stadium 1

Das erste Stadium wird durch Blutabfluss vom frontalen Teil des Gehirns zum hinteren Teil des Gehirns begleitet. Visuell zeigt sich das erste Stadium durch eine ölige Stirn. Man blinzelt schneller mit den Augen und reinigt dadurch die Tränenkanäle, genauso reagiert der Magen mit Beschwerden.

Stadium 2

Gerät man in Dauerstress, geht das erste in das zweite Stadium über. Die Augen verändern sich, werden sehr empfindlich, und man bemerkt, dass ein Auge anders als das andere aussieht. Dabei sieht man an einem Auge unter der Iris (Regenbogenhaut des Auges) die Sklera (Lederhaut des Auges). Der Mensch sieht dadurch schlechter, kann Probleme mit Galle und Verdauung sowie Magenschmerzen bzw. in Einzelfällen sogar -geschwüre bekommen.

Stadium 3

Hier verändert sich auch das zweite Auge, und dem Stressopfer fehlt jeder Antrieb, etwas zu tun. Das dritte Stadium wird durch verschiedene Spasmen, Leberprobleme und Kopfschmerzen begleitet.

Stadium 4

Die Pupillen reagieren schlecht auf Licht und sind entweder weit geöffnet oder zusammengezogen; im normalen Zustand sollten sie auf Licht durch Bewegung reagieren. Man merkt, wie sie ab und zu pulsieren, was auf einen Überschuss an Adrenalin hindeutet. Der Mensch, der sich permanent in Stresssituationen befindet, kann sehr oft unter der Zuckerkrankheit leiden, die durch eine fehlerhafte Funktion der Bauchspeicheldrüse hervorgerufen wird. (Gut zu wissen, dass die Bauchspeicheldrüse sich sehr gut durch Akazienhonig regenerieren kann!)

Durch Heilarbeit ist es aber möglich, die Lebensenergie wieder aufzufüllen und diese Seelenanteile zurückzuholen. Jeder Mensch sollte zudem seine goldene Mitte kennen lernen. Dazu müssen wir alle eine Wahl im Leben treffen. Von dieser Wahl jedes einzelnen Menschen hängt die ganze Zukunft der Erde ab, da jeder mit jedem energetisch verbunden ist ...

Göttliche Energien

Magie und Faszination der Engel

Zu allen Zeiten und in allen Kulturen glaubte man an Engel und verehrte sie. Jeder von uns hatte bestimmt schon mindestens einmal in seinem Leben das Gefühl, dass er sein Glück nur seinem Schutzengel zu verdanken hat, zum Beispiel, wenn er im richtigen Moment den richtigen Menschen getroffen hat, der ihm geholfen hat. Der Engel kann sämtliche Übel von den Menschen abwenden, doch es ist absolutes Vertrauen nötig ...

Engel sind "Botschafter" zwischen den Welten. Jeder hat einen oder mehrere Engel an seiner Seite. Das können Erzengel, Schutzengel oder Liebesengel sein. Sie begleiten und unterstützen uns und unsere Handlungen, sie geben uns oft Kraft, um alle Lebenssituationen zu meistern. Engel sind demnach Wegweiser und Begleiter in unserem Leben - sie sind immer da und versuchen, mit uns zu kommunizieren, uns auf etwas aufmerksam zu machen; manchmal wollen sie uns in dunkler Stunde Trost spenden. Engel sind Wegweiser, die wir brauchen ...

Es gibt bestimmte Phasen im Leben, in denen Engel für uns besonders wichtig werden. Solange es uns einigermaßen gut geht, denken wir selten an sie. In Krisen, wenn wir unglücklich oder krank werden, einen geliebten Menschen verlieren oder plötzlich vor einem Problem stehen, neigen wir jedoch eher dazu, die Engel zu rufen. Es ist also kein Zufall, dass Engelerfahrungen meistens in dunklen Augenblicken stattfinden.

Auch Kinder lieben Engel. Wenn Sie Kinder haben, sollten Sie ihnen etwas über Engel erzählen. Sie sind meist sehr offen für dieses Thema, und viele Kinder sehen die Lichtgestalten sogar. Beten Sie mit Ihren Kindern, wenn es Probleme gibt. Sie können ihnen auch Geschichten und Märchen über Engel und Feen erzählen, beispielsweise in Form einer "Gutenachtgeschichte".

Kontakt mit den Engeln

Der erste Schritt zu einem Engelkontakt besteht darin, einen Zustand des inneren Friedens zu erlangen. Wenn es Ihnen gelingt, in diese Stille einzutreten, können Sie den Kontakt spüren.

Verwenden Sie Affirmationen, um Kontakt zu Engeln zu finden. Eine Affirmation ist ein Gedankenbild, ein Satz, der durch ständiges inneres Wiederholen mit Energie aufgeladen wird, und bei einer solchen Affirmation werden unbekannte Kräfte aktiviert.

Beispiele:

- Die Engel umgeben und schützen mich.
- Mit Engeln ist alles möglich.
- Engelkräfte wirken jetzt durch mich.
- Engel sind bei mir.

In allen Kulturen und zu allen Zeiten waren Engelrituale bekannt. Die wichtigste Quelle des Engelzaubers ist die Kabbala, weitere Informationen findet man in Überlieferungen und im Volksglauben. Ein großer Teil dieses traditionellen Wissens ist zwar durch Verfolgung verloren gegangen, manche Weisheiten haben sich jedoch im Volksmund erhalten, und in der heutigen Zeit kehrt das Interesse an den Engeln zurück.

Viele Heiler studieren die Kräfte der Engel, um zur richtigen Zeit am richtigen Ort zu sein und damit ihr Wirken erfolgreich ist und das vollbringt, was es bewirken soll.

Engelmusik und Aurastärkung

Engel sind helle, wunderbare Schwingungen, die man für sich suchen und entdecken kann. Die Suche wird erleichtert, wenn Sie mit Schwingungen arbeiten. Sie können zum Beispiel durch Musik Engelenergien anziehen, denn grundsätzlich kann jeder Mensch einen Kontakt zum eigenen Schutzengel herstellen. Wie gesagt: Musik zieht die Engel an, und am besten dafür geeignet ist die klassische oder romantische Musik.

Auch Ihnen werden Ihre Schutzengel helfen, wenn Sie Angst und Sorgen haben oder in Trauer sind. Sie helfen in Sachen Liebe, Beruf, Geld, Erfolg, Gesundheit ... Ich möchte Ihnen an dieser Stelle noch etwas mehr Mut machen, auch mit Engeln in Kontakt zu treten. Denn mein eigenes Leben bereichern die Engel ungemein, seit ich mich seit einigen Jahren näher mit ihnen beschäftige. Jeder kann einen Kontakt zu den Engeln herstellen; es ist ganz einfach, und ich kann nur jeden ermutigen, es mit

Musik zu versuchen, denn damit kann man sie ganz nahe zu sich holen. Versuchen Sie es, und Sie werden staunen!

Heilende Ikonen

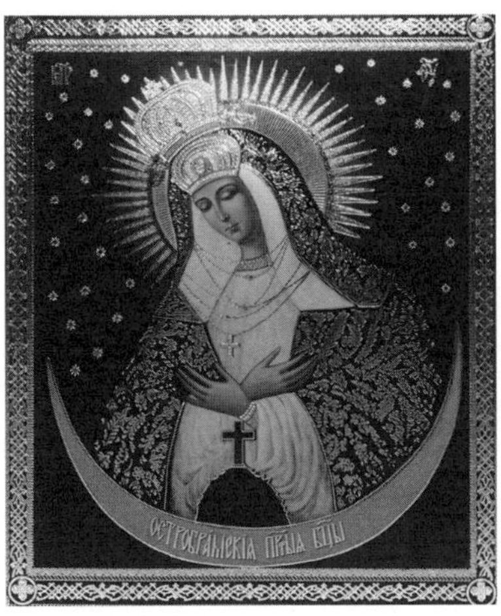

Eine Ikone ist ein geweihtes Bild. Wer einmal russische Kirchen oder Klöster hat aufsuchen können, der versteht, wie bedeutungsvoll Ikonen für die Heilung der Gläubigen waren und bis heute geblieben sind. Dieses Phänomen beschränkt sich dabei nicht alleine auf den religiösen Bereich, sondern in erster Linie auf die Geistheilung. Eine Ikone hat eine große Wirkkraft, sie heilt mit Lichtenergien, mit energetischen Feldern und über den Glauben.

Ikonen sind gemalte, lebendige Gebete für Trost und Hilfe, und bei der Betrachtung einer Ikone erinnert uns diese an eine andere Wirklichkeit jenseits unserer Sorgen. Ikonen haben eine heilkräftige Wirkung und sind wunderschöne liebevolle Geschenke für Menschen, die einem nahestehen. Darum werden bei Hauseinweihungen, Namenstagen, Geburtstagen, an Weihnachten oder Ostern, bei Geschäftseröffnungen und vielen weiteren Angelegenheiten Ikonen verschenkt.

Wie entsteht die Wirkkraft einer Ikone?

Eine Ikone wird durch Weihung aktiviert und mit Lichtenergien oder der heilenden Schwingung, beispielsweise eines Schamanen, unterstützt. Die Addition der Energien, die sich aus den oben genannten Energien sowie denen der Personen im Schwingungskreis der Ikone ergibt, kann zu einem energetischen Impuls bei den Betroffenen führen, so dass nach angemessener Zeit Heilung eintreten kann.

Ostra Brama

"Ostra Brama" ist eine seltene Ikone aus der litauischen Kirche. In Ritterzeiten war sie in einer litauischen Stadt besonderes begehrt, da sie diese Stadt vor Kreuzträgern geschützt hatte. Diese wunderbare Ikone schützt das Zuhause, seine Mitglieder und bewahrt vor Betrug und Überfall. Sie ist auch in den USA beliebt und wird während der Wirbelsturmzeit eingesetzt. Mond und Sonne auf der Ikone symbolisieren Energie sowie Heilung und die Verbindung zwischen den Chakren.

Geburt Jesu

Die Weihnachtszeit ist eine besinnliche Zeit. Diese Ikone ist das Symbol der Kraft, der Güte und bringt Freude ins Leben. Sie unterstützt alle Bedürftigen, hilft bei der Karmabewältigung und beseitigt Kummer und Ängste. Sie sagt uns: "Das Heilige wird nicht in Schlössern und Zarenpalästen geboren! Das Geniale und Heilige wird in der Not geboren." Sie können diese Ikone zusammen mit oder anstatt einer Krippe verwenden. Der auf der Ikone abgebildete Stern wird Licht und Wissen in Ihr Leben bringen.

Die Siebenpfeilige

"Die Siebenpfeilige" ist die einzige ihrer Art. Diese Ikone schützt das Haus und ist für alle Eigentümer oder die, die es werden wollen, ein Muss. Sie schützt gegen Magie, gegen den bösen Blick und Neid und hilft allen, die den Weg in die Selbstständigkeit suchen. "Die Siebenpfeilige" unterstützt Spieler, Kranke und Bedürftige. Auch bei Wünschen stellt sie die beste Unterstützung dar und übermittelt Ihre Wünsche direkt nach oben.

Georgij der Sieger

"Georgij der Sieger" unterstützt alle Leidenden. Diese Ikone schützt auch vor Unfällen, bringt Ausgleich bei Karmabelastung und ist für alle

Reisenden und Kinder gedacht. Sie ist die Ikone, die auch den Partner zurückholen kann, wenn es für beide Partner sinnvoll und im kosmischen Plan so vorgesehen ist. Die "Georgij pobedonosez" oder "Georgij der Sieger" bringt Sieg in Ihr Leben – Sieg gegen Leid, Frust und Unglück. Diese Ikone unterstützt die Heilung Ihrer Seele und bringt neue Energie.

Ikone "Umelenije" oder "Maria die Fürbittende"

"Oh Maria, Miterlöserin, Mittlerin aller Gnaden, fürbittende Allmacht an Gottes Thron, durch deine Unbefleckte Empfängnis segne, heile und regiere unseren Heiligen Vater Papst Benedikt XVI. an Seele und Leib." So wurde Papst Benedikt XVI. gesegnet.

Maria die Fürbittende segnet auch Sie und Ihr Heim. Sie ist vor einem hellblauen Hintergrund dargestellt und blickt den Betrachter mit halb geschlossenen Augen an; mit ihren erhobenen und vor der Brust gekreuzten Händen leitet sie die ihr anvertrauten Bitten an das Universum weiter.

Auf der Ikone sehen Sie das ausdrucksvolle Gesicht der Madonna, umhüllt vom Maphorion mit dem eingestickten "Gottesmutter-Stern" an Stirn und Schulter. Diese spica (lat.: Kornähre) galt als Zeichen der Jungfrau Maria, hergeleitet von dem hellsten Stern gleichen Namens im Sternbild der Jungfrau. Die 42 Strahlen um Marias Kopf symbolisieren Schutz und Segen. Nicht umsonst wurde die Zahl 42 gewählt, denn jeder von uns tritt mit seinem 42. Lebensjahr in das Schlangenalter ein, das bis zum 55. Lebensjahr andauert und mehrere Erfolge, Lernaufgaben sowie auch Krisen mit sich bringt.

"Maria die Fürbittende" ist eine außergewöhnliche Ikone; man bittet sie um Heilung, wenn es keine Hoffnung mehr gibt, um Schutz und Segen, wenn alles andere versagt hat, sie hilft und tröstet, gibt uns Kraft und Schutz, hilft bei Gesundheits-, Liebes-, Geld- und Berufsproblemen aller Art, ermöglicht Gnade und reinigt von Sünden. Deshalb ist sie oft in Gefängnissen zu finden. Diese Ikone hilft auch bei Eheproblemen, wirkt gegen Betrug und verbindet Sie als Heiler mit dem großen Geist. Maria bittet für uns und zeigt ihre Hände dem Allmächtigen. Sie brauchen diese Ikone in Zeiten, in denen im Leben alles unsinnig und schwarz erscheint. Sie hilft Ihnen, sich spirituell zu entwickeln und vollbringt sehr oft wahre Wunder. Die Farben des Gewandes der Maria, blau, grün und rot, symbolisieren Freude, Geduld, Güte, Heilung und Energiearbeit.

Nach einer alten Überlieferung soll ein Pilger diese Ikone aus Moskau nach Rom und dann anschließend wieder nach Moskau gebracht haben. Dort wurde sie in einer kleinen Kirche aufgestellt; diese wurde gegen Ende des 7. Jahrhunderts errichtet. Die Kopie der Ikone blieb in Rom. Sie wird im Westen als Maria Advocata bezeichnet und ist auch unter den fünf frühen Marien-Ikonen Roms zu finden. Somit ist sie die einzige Ikone, die aus dem Osten nach Rom kam, und sie spielt bis heute eine tragende Rolle unter den römischen Marienbildern. In Russland dürfen nur große Kirchen diese Ikone besitzen, da sie sehr viele Kräfte besitzt. Sie wird ferner nur im Großformat hergestellt.

Transformation

Jeder Mensch trägt göttliche Energien in sich. Leider merken wir oft nicht, was uns gegeben ist, doch die göttliche Energie sollte erkannt und weitergeleitet werden. Durch die Arbeit mit spirituellen Ansätzen und Techniken erleben wir eine Veränderung. Alles verändert sich um uns herum, auch wir. Wir transformieren unsere Energie und verändern ihre Frequenz.

Wie erkenne ich meine göttliche Energie?

Es gibt 13 Anzeichen:

- Plötzliche körperliche Schmerzen und Beschwerden, vor allem im Rücken, Nacken oder Schulterbereich - diese sind nur vorübergehend. Das ist ein Signal vom Körper zur Seele: Es geschieht eine Veränderung.

- Gefühl einer tiefen inneren Traurigkeit ohne jeglichen Grund - dabei wird die Vergangenheit losgelassen. Wir bereiten uns auf den neuen Weg vor.

- Weinen ohne offensichtlichen Grund – es ist gut, die Tränen einfach fließen zu lassen. Das hilft, alte Blockaden zu lösen.

- Unerwartete berufliche Veränderungen – während Sie sich verändern, verändern sich auch die Dinge um Sie herum. Alles, was Sie nicht mehr brauchen, vergeht.

- Rückzug von familiären Bindungen – die Verbindung zu unserer Familie ist eine alte karmische Familienkarma-Verbindung. Wir ziehen uns zurück, um nun endlich das eigene Karma zu leben.

- Rückzug vom Partner – die karmischen Verbindungen werden auch im Beziehungsbereich gelöst. Man ist auf dem neuen Weg.

- Ungewöhnliche Schlafprobleme – es kann sein, dass es viele Nächte gibt, in denen man zum Beispiel Punkt 3:33 oder 4:44 Uhr aufwacht. Es gibt eine Menge innere Arbeit, die bei Ihnen vor sich geht. Das lässt Sie aufwachen.

- Intensive Träume – vielleicht träumen Sie von Kriegen und Kämpfen sowie von komischen Gestalten und Monstern. Dies wird vorübergehen, es ist ein Prozess der Erneuerung.

- Desorientierung – man kann sich ungeerdet fühlen. Man bekommt das Gefühl, dass die Füße nicht mehr ordentlich auf dem Boden stehen. Wir entwickeln uns seelisch stärker als körperlich.

- Selbstgespräche – man erwischt sich dabei, dass man mit sich selbst – mit seinem Selbst – spricht. Das ist gut.

- Gefühl von Einsamkeit – es kann sein, dass man sich alleine fühlt und sich stark von anderen Menschen entfernt. Es kann passieren, dass man in eine kurzfristige depressive Phase verfällt. Das ist vorübergehend.

- Verlust der Leidenschaft – man kann eine völlige Gleichgültigkeit allem gegenüber spüren. Es kann passieren, dass man im Moment keinen Sex haben will. Man zentriert sich.

- Tiefer Wunsch, “nach Hause” zu gehen – es kann sein, dass man sich nicht “zu Hause” fühlt. Man verspürt oft den tiefen und überwältigenden Wunsch, wegzulaufen und die Stadt oder gar den Planeten zu verlassen. Das hat nichts mit “Selbstmordgedanken” zu tun – dieses spezielle Gefühl basiert nicht auf Frustration. Der eigentliche Grund dafür: Man hat die karmischen Zyklen vollendet und seinen Lebensweg gefunden. Man ist bereit und transformiert, und so geht die spirituelle Entwicklung weiter.

Die Kraft des gesprochenen Wortes

Schutz durch Gebete

Das Gebet ist der Atem unserer Seele. Darum gehört es zu jedem Tag unseres Lebens sowie auch zur Heilung dazu. Jeder Mensch gerät immer wieder mal in Lagen, in denen er mit seinem Wissen am Ende ist. Wir spüren, dass wir Hilfe brauchen. Diese Hilfe bekommen wir durch Gebete.

Das Gebet hat seinen Platz in unserem Alltag verdient. Schließlich verändert sich alles in der Welt - nur Gebete und Ikonen bleiben so, wie sie vor tausenden von Jahren schon waren. Warum? Weil sie ihre Wirkung nie verloren haben.

Bei welchen Leiden und gegen was können Gebete helfen? Grundsätzlich werden Gebete und Heilgebete als begleitende Maßnahme beispielsweise bei folgenden Leiden und Problemen angewendet:

- gesundheitliche Schwäche
- Immunschwäche
- psychische Belastungen
- Lebenskrisen
- Unruhe der Verstorbenen

Ein Gebet ist nicht gleich ein Gebet, sondern jedes Gebet hat ein besonderes Schema. Da ein Gebet durch Wortzusammenstellungen und dadurch erzeugte Schwingung wirkt, sollte jeder, der sich mit Beten beschäftigt, diese Schemata kennen.

Zu diesem Thema finden Sie weitere Informationen auch in meinem Buch "Das geheime Wissen", erschienen im Silberschnur Verlag. Ebenso können Sie meine CD "Heilende Gebete" anhören, die Ihnen neue Schwingungen gibt. Diese CD kann Ihnen den gewünschten Ausgleich in Ihrem Leben bringen. Meine Gebete reinigen energetisch Ihren Geist und Ihren Körper durch die göttliche Schwingung des Wortes. Hören Sie diese Gebete in einer entspannten Atmosphäre, und lassen Sie sich immer genügend Zeit, um die schöne Schwingung des Gebetes aufnehmen zu können.

Genießen Sie die Schwingung der Gebete jeden Tag. Sie werden merken, wie die Worte der Gebete Ihre Haut berühren. Sie werden fühlen, wie sich die Energie in Ihrem Körper verbreitet und alle Zellen Ihres Körpers erreicht. Gebete bringen dabei eine Korrektur immer dorthin, wo sie gerade nötig ist. Denken Sie immer daran: Gebete können niemandem schaden, aber sie bringen viel Erleichterung und Licht ...

Beispiel 1:

Liebes Universum, schicke uns deine kosmische Energie der Liebe. Liebe Engel, helft uns dabei. Wir beten für Frieden und Ausgleich.

Unbegrenzte kosmische Kraft, schicke sie zu uns und beschütze alle hier Anwesenden.

Beschütze mich und meine Familie.

Im Namen des Vaters
und des Sohnes
und des Heiligen Geistes. Amen.

Ehre sei dem Vater
und dem Sohn und dem Heiligen Geist,
wie im Anfang, so auch jetzt und alle Zeit
und in Ewigkeit. Amen.

Vater unser im Himmel,
geheiligt werde dein Name.
Dein Reich komme.
Dein Wille geschehe, wie im Himmel so auf Erden.
Unser tägliches Brot gib uns heute.
Und vergib uns unsere Schuld,
wie auch wir vergeben unsern Schuldigern.
Und führe uns nicht in Versuchung,
sondern erlöse uns von dem Bösen.
Denn dein ist das Reich und die Kraft
und die Herrlichkeit in Ewigkeit. Amen.

Himmlische Helfer, beschützt mich und meine Familie.

Ich bespreche Glück in meinem Haus.

So wie die Sonne täglich aufgeht, uns ihre Strahlen schenkt und uns wärmt, so beschütze auch ich mein Glück, meine Gesundheit und meine Ruhe und das Glück und die Gesundheit meiner Mitmenschen.

Nichts wird uns belasten und aus der Lebensbahn werfen.

Nichts kann uns stören und ärgern.

Nichts und niemand wird mich und meine Familie belasten können: kein alter und kein junger Mensch, kein Mann und keine Frau, kein Armer und kein Reicher, kein Mensch, keine Pflanze und kein Tier.

Meine Worte sind sehr wirksam. Sie umhüllen uns alle mit einer starken Schwingung.

Wir sind geschützt und bleiben in einem hellen Licht stehen. Alle, die versuchen sollten, Dunkelheit in unser Licht zu bringen, werden selbst in die Dunkelheit kommen.

So sei es. So wird es. So ist es. Amen.

Beispiel 2:

Universelle Kräfte, befreit uns von allen negativen Gedanken und bereinigt unser Karma. Ich hole euch zu mir und bitte um Hilfe. Befreit uns von allen bösen Energien.

Gegrüßet seist du, Maria,
voll der Gnade, der Herr ist mit dir.
Du bist gebenedeit unter den Frauen
und gebenedeit ist die Frucht deines Leibes, Jesus.
Heilige Maria, Mutter Gottes, bitte für uns Sünder
jetzt und in der Stunde unseres Todes. Amen.

Die Nacht vergeht, der neue Tag beginnt.

Der Falke fliegt am Himmel und wirft seinen Blick auf die Erde.
Er sieht Wälder und Flüsse.
Er betrachtet die Natur.
So wie er alles betrachtet, so werden wir gesund und munter.

So wie die Wälder im Sommer grün sind, werden wir genesen und aufstehen.

So wie der Fluss die Ufer verkleinert, so geht unsere Angst, unser Frust von uns weg. Amen, Amen, Amen.

Beispiel 3, teilweise in Latein:

Kräfte der Elemente, Wasser, Feuer, Wind, Asche, Metall und Holz, ich beschwöre euch!

Lasgoroth
Palatia
Condion
Fandon
Alamar
Vemat Serebani

Aphonidos
Urat
Lamacron
Arpagon
Bourgasis

Caput mortuum imperet tibi Dominus per vivum et devotum serpentem.

Cherub, imperet tibi Dominus per Adam Jotchavah!

Aquila errans, imperet tibi Dominus per alas tauri.

Serpens, imperet tibi Dominus.
Tetragramaton per Angelum et Leonem.

Michael, Gabriel, Raphael, Anael!

Fluat udor per spiritum Elohim.

Maneat terra per Adam Jotchavah.

Fiat firmamentum per Iod-He-Vau-He Sabaoth.

Fiat judicium per ignem in virtute Michael.

Beispiel 4:

Himmlische Kräfte, helft mir, Freundschaft und Liebe zu meinem Herzensmenschen aufzubauen. Seine Liebe zu mir wird wachsen und erblühen.

Im Namen des Vaters
und des Sohnes
und des Heiligen Geistes. Amen.

Ehre sei dem Vater
und dem Sohn und dem Heiligen Geist,
wie im Anfang, so auch jetzt und alle Zeit
und in Ewigkeit. Amen.

Vater unser im Himmel,
Geheiligt werde dein Name.
Dein Reich komme.
Dein Wille geschehe, wie im Himmel so auf Erden.
Unser tägliches Brot gib uns heute.
Und vergib uns unsere Schuld,
wie auch wir vergeben unsern Schuldigern.
Und führe uns nicht in Versuchung,
sondern erlöse uns von dem Bösen.
Denn dein ist das Reich und die Kraft
und die Herrlichkeit in Ewigkeit. Amen.
Im Namen des Vaters
und des Sohnes
und des Heiligen Geistes. Amen

Sowie der Frühling jährlich die Erde erfreut, die Vögel zum Singen bringt und die Erde weckt, so werde ich mit meinem

Herzensmenschen zusammenfinden, wir werden zusammenbleiben und zusammenleben.

So wie ich das hier sage, so wird es auch passieren.

Anrufungen und Mantren

In Sibirien verwenden Heiler Mantren und Heilworte. Dieses Wissen wird mit verschiedenen Symbolen kombiniert, die auf die Haut des Patienten aufgeschrieben werden. Anrufungen aktivieren positive Energien in und um uns herum, und jede Anrufung hat ein Schema.

Grundschema einer Anrufung:

1. Ziehen Sie einen magischen Kreis um sich herum, und stellen Sie drei Kerzen in diesen Kreis.
2. Entzünden Sie die Kerzen, und stellen Sie sich mit dem Gesicht zum Kreis.
3. Legen Sie eine kleine Opfergabe in den Kreis.
4. Beginnen Sie mit der Aufrufung in alle vier Himmelsrichtungen. Beginnen Sie im Osten.
5. Äußern Sie Ihre Wünsche.
6. Lösen Sie den magischen Kreis auf.

Anrufungen und Gebete an die Elemente

Anrufungen wirken ähnlich wie Gebete, Heiler verwenden jedoch parallel zu Gebeten auch Elementargeisterkräfte. Sie können diese aufrufen, sie direkt ansprechen und um Hilfe bitten. Hier ein paar Anrufungen:

Luft

Mächte der Luft, ihr Herrscher des Ostens, ich grüße euch!

Kräfte des Verstandes und des Geistes, ich erkenne euch in den Winden und Stürmen, ich spüre euch in jedem Atemzug!

Ich verehre euch aus tiefstem Herzen und flehe euch an, lasst mich eins mit euch werden!

Unterstützt mich in meinem Tun und gebt mir Freude!

Feuer

Mächte des Feuers, ihr Herrscher des Südens, ich grüße euch!

Ihr Kräfte des Willens und der Transformation, des Mutes und des Kampfes, Kräfte des Sommers und der Hitze, ich spüre euch in der Wärme der Sonne und meines Blutes!

Lasst mich eins mit euch werden, unterstützt mich in meinem Tun!

Wasser

Mächte des Wassers, ihr Herrscher des Westens, ich grüße euch!

Kräfte der Liebe und des Mitgefühls, der Gefühle und Emotionen, der Wünsche und Träume, ich spüre euch im Regentropfen auf meiner Haut und verehre euch aus tiefstem Herzen!

Lehrt mich Liebe, Mitgefühl und Hingabe!

Erde

Mächte der Erde, ihr Herrscher des Nordens, ich grüße euch!

Kräfte der Ordnung und der Materie, der Form und des Körpers, des Wachstums und der Standfestigkeit, ich spüre euch im Boden unter meinen Füßen.

Lasst mich eins mit euch werden und unterstützt mich in meinem Tun, schenkt mir Geborgenheit und Vertrauen!

Mantren

Mantren sind mystische Wortformeln und kommen aus dem Buddhismus. Sie sind ein gutes Hilfsmittel zur Konzentration und zum Schutz und entstören negative Gedanken. Mantren stellen auch eine Form der Aufrufungen dar, sind jedoch kürzer.

Gedanken sind feinstoffliche Energien. Um diese Gedankenenergie zu einer Kraft werden zu lassen, können wir sie mithilfe eines Mantras auf den Zustand ausrichten, den wir zu erreichen wünschen.

Die wichtigsten Punkte über Mantren habe ich für Sie zusammengefasst:

- Das Mantra besteht aus heiligen Silben und wirkt ähnlich wie Affirmationen.
- Durch Mantren werden die Seelenkräfte aktiviert.
- Ein Mantra bringt den Verstand zur Ruhe und aktiviert die heilige Energie.

Ich schlage Ihnen folgende Mantra-Meditationen vor. Sprechen Sie die Mantren 15 bis 30 Minuten lang am Stück, und spüren Sie die Kraft. Kombinieren Sie bis zu drei Mantren täglich.

ah nam - gesprochen wird: Aaaach Naam

shi rim - gesprochen wird: Schri Riiim

ra mah - gesprochen wird: Raah Maaaa

om - gesprochen wird: Oooooommmm

shutati shumavi - gesprochen wird: Schuuuuuutaaatiiiii Schuuuuumawiiiiii

auo aue - gesprochen wird: Auuuuoooooo Auuuuuääääää
aum mani padme hum - gesprochen wird: Aaaaaum maaaaniiii paaaadmeeee hummm

All diese Mantren bringen Sie in einen leichten Trance-Zustand. Ein Mantra wird so lange wiederholt - laut oder nur gedanklich -, bis eine völlige Gedankenleere im Kopf eintritt.

Setzen Sie sich, richten Sie Ihre Augen auf etwas Angenehmes und wiederholen Sie das Mantra laut, langsam und rhythmisch.

Die Meditation besteht darin, friedlich dazusitzen und das Mantra im Geist zu hören.

Worte, Worte, Worte ...

Das ganze Leben besteht aus Worten. Wir sprechen und hören zu, wir duellieren uns mit Worten ... Können Sie aber behaupten, dass Sie immer verstanden werden? Welchen Ton verwenden andere Menschen im Gespräch mit Ihnen, welchen Ton verwenden Sie?

Kommt es beispielsweise zu einem Streit, erfolgt ein Gespräch nach dem Prinzip "je mehr Holz, desto mehr Feuer". Das passiert unbewusst. "Wie kann sie/er mit mir in diesem Ton reden?" oder "Was erlaubt sich die Tussi?" Diese Fragen kreisen durch unseren Kopf ... Das eigentliche Thema des Gespräches tritt dabei meist völlig in den Hintergrund, wichtig scheint nur noch zu sein, Recht zu behalten. Nach einem Streit werden Hassgefühle ausgelöst, und man will nur eines - Rache. Warum eigentlich, es bringt Sie schließlich keinen Deut weiter, im Gegenteil ... Wir funktionieren nach einem Streit wie Marionetten, deren Fäden weiterhin durch den anderen gezogen werden. Wie kommt man da raus? Wie wird man damit fertig?

Denken Sie an die Lehre der fünf Elemente. Diese Theorie gilt bei Schamanen als Basis allen Lebens. Man findet sie in Russland, den USA, aber auch in China, woher sie eigentlich stammt. In der schamanischen Philosophie gibt es fünf Zustände der Materie:

- biologisch (Holz)
- fest (Erde)
- flüssig (Wasser)
- plasmatisch (Feuer)
- gasförmig (Luft und Metall)

All diese Elemente sind permanent miteinander verbunden und bilden sozusagen ein magisches Pentagramm. Dieser Stern demonstriert die Wandlungsphasen der astrologischen Gesetze.

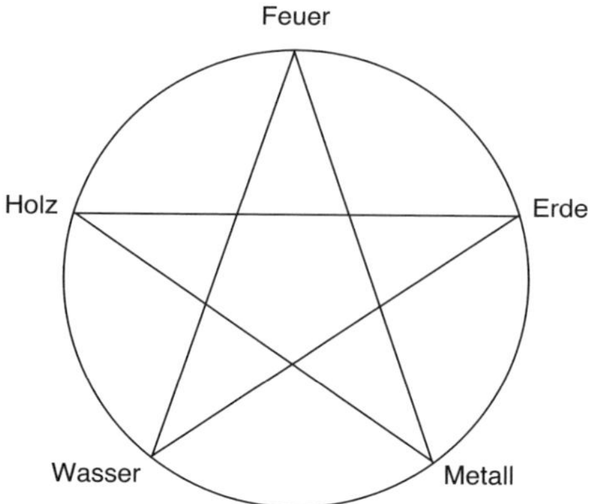

Wenn wir uns unterhalten, stehen wir unter dem Gesetz des Pentagramms. Somit ergeben sich sechs verschiedene Formen einer Unterhaltung:

- Dem Wasser wird die Märchenstunde der Mutter am Bett des Kindes zugeordnet. Auch die Erklärung eines Lehrers gehört zum Wasserelement.
- Dem Holz wird die Diskussion zugeordnet – sozusagen die veränderbare Rede nach dem Motto "kurze Frage – kurze Antwort". Auch Witze zu erzählen gehört zum Holzelement.
- Dem Feuer wird die laute und feurige, flammende Rede zugeordnet. Das kann eine Ansprache oder die Rede eines wütenden Menschen sein.
- Der Erde wird die Rede ohne Emotionen zugeordnet. Das kann ein wissenschaftlicher Vortrag sein.
- Dem Metall wird ein Schrei zugeordnet.
- Der Luft wird der Kommentar eines Reporters zugeordnet.

Daraus ergeben sich ein paar Regeln:

- Verwenden Sie nie die gleiche Intonation bei einer Unterhaltung, die die Gegenpartei verwendet hat. Zum Beispiel: Verwenden Sie nie eine Frage als Antwort auf eine Frage.
- Versuchen Sie auch nicht, die Intonation der Vorspitze des Pentagramms zu verwenden, also nie auf eine Wasser-Frage mit einer Metall-Antwort oder auf eine Holz-Frage mit einer Wasser-Antwort antworten. Sonst gießen Sie nur noch Öl ins Feuer.

Beispiel: Sie erzählen einen Witz (Holzelement-Rede). Ihrem Gegenüber gefällt dieser Witz aber nicht, oder es findet ihn nicht witzig genug und versucht, seine sarkastische Meinung dazu zu äußern oder gar zu diskutieren (Element Feuer). Dadurch kommt es womöglich zu einem Streit. Um diesen zu umgehen, sollte man etwas Emotionsloses sagen (Element Erde). Andererseits, wenn Sie in einer Diskussion stecken, die außer Kontrolle geraten ist (Element Feuer) und eine witzige Geschichte dazu erzählen (Element Holz), so entspannen Sie die Situation kaum. Sie sollten daher eher versuchen, etwas Neutrales zu erzählen oder das Thema zu wechseln (Element Erde). Oder man lässt es, wie es war; das Feuer brennt, solange das Holz im Feuer liegt, und die verbliebene Asche macht die Erde fruchtbar (logisches Ende der Diskussion) - man kann dann erneut miteinander zu reden versuchen.

Rezept für eine gute Diskussion: Das Gesetz des Pentagramms

Wollen Sie, dass Ihre Meinung respektiert wird? Dann versuchen Sie, eine Unterhaltung nach dem Gesetz des Pentagramms zu führen. Gehen Sie so vor:

- Legen Sie zuerst das Feuer, in das Sie etwas Luft einbringen - so wird die Diskussion feuriger.
- Wärmen Sie auf diesem Feuer das Wasser, bis es kocht.
- Versuchen Sie, einen Vergleich in die Diskussion einzubringen, indem Sie feurig ein Märchen oder etwas Schönes (Element Wasser) erzählen. Dieses verwandelt sich in eine Abenteuergeschichte.
- Geben Sie etwas Wasser zu dem Erdelement, begießen Sie sozusagen die trockene Erde und beleben Sie sie. Danach können Sie in die gute Erde auch einen Baum (Holzelement) einpflanzen. Dieser Baum ist Ihre Idee, die Sie die ganze Zeit im Hintergrund ausgebrütet haben. So wird diese Idee (Element Holz) eine gute Ernte bringen.

Wie Sie sehen, ist der ganze Zyklus leicht zu verstehen. Derjenige, der die Gesetze der Elemente versteht, kann sie auch in die Tat umsetzen, und solch ein Mensch ist sicher vor Feinden geschützt sowie bleibt bei jeder Diskussion der Sieger. Man kommt daher, bildlich gesprochen, trocken aus dem Wasser ...

Versuchen auch Sie, diese Prinzipien in die Tat umzusetzen. Stellen Sie sich immer das Element vor, mit dem Sie von einem Gesprächspartner angesprochen werden. Denken Sie dabei an den Volksmund und an Aussagen wie "Sie hat gekocht vor Eifersucht", was bedeutet, dass jemand durch die Energie des Feuers und des Wassers (kochendes Wasser) zu einer Explosion gebracht wurde und sich geärgert hat. Was könnte dieses Ärgernis weiter bewirken? Diejenige hat sich womöglich gereinigt und sich durch ihre heftige Reaktion beruhigt (Sie kennen es, das schmutzige, fettige Geschirr bekommt man nur mit heißem Wasser sauber). Oder ein anderes Beispiel: Man sagt: "Es liegt mir wie ein Stein auf dem Herzen." Der Stein ist das Element Erde. Damit "es" nicht mehr auf dem Herzen liegt, sollte man die Energie des Holzes verwenden. Versuchen Sie also, etwas Neues ins Gespräch zu bringen.

Das Leben ist ein Spiel, und wenn Sie das Spiel genießen wollen, spielen Sie es mit Ihrem Wissen über die fünf Elemente. So werden Sie Ihr Leben problemlos gestalten können, und Sie werden bemerken, dass Sie häufiger Recht behalten, und niemand wird mehr mit Ihnen streiten wollen. Sie werden vergessen, was Angst, Nervosität oder auch Stress sind, Sie werden keine negativen Emotionen mehr haben und viele neue Freunde finden.

Die Bedeutung der uns umgebenden Natur und ihrer Bewohner

Elementarwesen

Viele Heiler beschäftigen sich mit so genannten Elementarwesen. Dies sind Naturgeister, die in der Lage sind, Elemente zu bewohnen. Auf keinen Fall dürfen Sie Elementargeister mit Elementalen verwechseln! Elementargeister leben in Elementen und sind von der Natur erschaffen, Elementale dagegen sind künstliche Geschöpfe. Elementarwesen sind ferner unsterbliche Seelen und leben in einer Paralleldimension (Anderswelt).

Wir unterscheiden mehrere Elementargeister:

- **Wassergeister**
  Sie beschützen Meere und alle anderen Gewässer – das sind Nymphen, Sirenen und Meerjungfrauen. Um sie zu rufen, sollten Sie direkt an einem Meer sein; dann können diese Wesen erscheinen.

- **Feuergeister**
  Sie können weiblicher und männlicher Natur sein (Feen und Salamander). Zur Anrufung genügt es, an einem Feuer zu sitzen.

- **Luftgeister**
  Das sind Feen und Elfen. Diese Luftwesen versorgen Pflanzen und Wälder mit Lebenskraft. Um sie zu rufen, sollte man in die Wälder gehen.

- **Erdgeister**
  Dazu gehören Gnome, Trolle und Kobolde. Viele davon halten sich unter der Erde oder in den Bergen auf. Sie wachen über die Bodenschätze. Ihre Anrufung erfolgt in Bergen und Wäldern.

- **Äther-Geister**
  Das sind Drachen und Sphingen – sehr alte Wesen, die Gerechtigkeit symbolisieren.

Weitere Elementargeister der verschiedenen Planetensphären sind für uns nicht erreichbar.

- **Erdsphärengeister (Erdgürtelzonengeister)**
  Sie haben eine runde Form und helfen bei Magie und spiritueller Entwicklung.

- **Mondsphärengeister**
  Sie beeinflussen die Magnetfelder der Erde. Um sie zu rufen, brauchen Sie mehrere Kerzen, die Sie in einem Kreis um sich herum aufstellen. Mondsphärenrituale werden am Montag durchgeführt.

- **Marssphärengeister**
  Sie beschützen das Eisen auf der Erde und stehen für Kampfrituale, die am Dienstag gemacht werden.

- **Merkursphärengeister**
  Sie werden den 72 Tarotkarten zugeordnet und sind verantwortlich für alle gasförmigen Vorgänge auf der Erde. Rituale werden am Mittwoch durchgeführt.

- **Jupitersphärengeister**
  Sie stehen in Beziehung zu den zwölf Sternzeichen. Diese Wesen unterstützen die Evolution und den Gerechtigkeitssinn bei Menschen. Der Tag für Rituale ist der Donnerstag.

- **Venussphärengeister**
  Sie unterstützen alle Lebenden. Rituale werden am Freitag durchgeführt.

- **Saturnsphärengeister**
  Sie unterstützen Pflanzen und Tiere. Rituale werden am Samstag durchgeführt.

- **Sonnensphärengeister**
  Sie beeinflussen die gesamte Lebenskraft der Erde. Rituale werden ausnahmsweise am Sonntag durchgeführt.

Sie können all diese Wesen in einem Gebet um Heilung bitten. Sie werden Sie unterstützen.

Wolken und ihre Bedeutung

Wolken zu beobachten bringt Klärung, denn Wolkenformen bergen Informationen in sich. Sehen Sie sich zunächst die Färbung der Wolken an:

- **Weiße Wolken**
  sind günstige Omen, die auf Glück, Freude, Kraft und gute Gesundheit hinweisen.

- **Schwarze Wolken**
  werden dagegen als schlechtes Omen betrachtet.

- **Blaue Wolken**
  sind ein Zeichen dafür, dass Sie bald gelobt werden.

- **Rote Wolken**
  weisen in der Regel auf Bedrohung und Gefahren und oft auf Krankheiten hin. Manchmal stehen sie aber auch für Leidenschaft und Sexualität.

- **Gelbe Wolken**
  sind ein Zeichen für Treue und Partnerschaft. Sollten Sie mit roten Wolken vermischt sein, deutet das auf eine Gefahr hin.

- **Orangefarbene Wolken**
  deuten auf Verlust in der Zukunft hin.

- **Grüne Wolken**
  bedeuten finanzielle Gewinne und große Erfolge.

- **Rosa Wolken**
  deuten auf eine romantische Liebesaffäre hin.

- **Violette Wolken**
  deuten auf spirituelle Entwicklung und übersinnliches Wachstum hin.

Die Bewegung der Wolken spielt ebenfalls eine enorme Rolle bei der Deutung:

- Die Wolken bewegen sich nach rechts: Das weist auf die Gegenwart hin.

- Die Wolken bewegen sich nach links: Das ist ein Zeichen für die Vergangenheit.

- Die Wolken bewegen sich auf eine Frage hin nach oben: Das ist ein "JA".

- Die Wolken bewegen sich auf eine Frage hin nach unten: Das wird als "NEIN" gewertet.

Die Wolkenformen

Die Wolkenformen spielen ebenfalls eine große Rolle bei der Deutung. Schauen Sie sich die Wolken immer genau an! Man erkennt oft Gesichter, Engel oder Tierformen, die uns zusätzliche Informationen liefern. Vielleicht werden Sie Ihr Krafttier in den Wolken erkennen oder jemanden, der Ihnen hilft.

Die Bedeutung der Wolkenformen können Sie in einem Traumdeutungsbuch nachlesen, da die Erklärungen identisch sind.

Kraftpflanzen

Nicht nur Pflanzen, die spezifische heilende Inhaltsstoffe und dadurch heilende Eigenschaften besitzen, können heilen, sondern jede Pflanze hat einen Geist, und dieser Geist ist in der Lage, energetisch zu wirken. Als Heiler kann man zuerst natürlich einige Eigenschaften der entsprechenden Pflanze nutzen, denn unsere grünen Freunde enthalten viele heilende Wirkstoffe, die zur Heilung verwendet werden. Aber auch ein normales Blatt einer "unbedeutenden" Pflanze, beispielsweise Rasen oder Unkraut, kann heilen, wenn der Heiler die Geister dieser Pflanze um Hilfe bittet; dies wirkt wie bei Krafttieren. Schamanen können von Pflanzen sogar gewisse Eigenschaften erlernen und sich diese direkt von ihnen leihen.

Beispiele:

- Birke wirkt beruhigend.
- Linde wirkt stärkend.
- Buche stärkt die Geduld.
- Eiche nimmt Negatives auf.
- Eberesche verwandelt negative Energie in gute.
- Wacholder lässt schlechte Energie nicht in die Wohnung.
- Pappeln verleihen Mut und Schnelligkeit.
- Olivenbäume verleihen Weisheit.
- Weide symbolisiert Flexibilität.
- Löwenzahn wirkt positiv auf die Psyche.

Man kann mit den Eigenschaften der Pflanzen täglich arbeiten, und es macht Spaß, diese auf sich zu übertragen. Nehmen Sie mit Ihrem Helfer oder mit dem Geist der gewählten Pflanze Kontakt auf. Bitten Sie den Helfer oder diese Pflanze, die Eigenschaften direkt an Sie weiterzugeben.

Energie nehmende Pflanzen

- Orchidee
- Farn
- Rose
- giftige Pflanzen, zum Beispiel Weihnachtsstern
- Amaryllis
- Tulpe
- Narzisse
- Hyazinthe
- Oleander
- Zypresse (generell nicht für eine Wohnung geeignet – gilt als Baum des Todes)

Energie gebende Pflanzen

- Zitrone (bei Depressionen jedoch nicht geeignet)
- Palme
- Bambus
- Kaktus
- Aloe
- Geranie
- Ficus
- Pfennigbaum
- Begonie

Voodoo- und Mojo-Magie

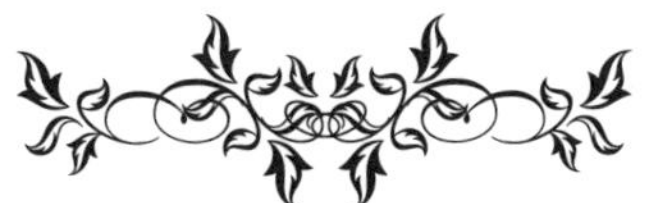

Voodoo, auch Vodou genannt, verbinden wir meist mit dem Wort "Magie". Viele von uns verstehen unter "Voodoo-Ritualen" etwas, das mit schrecklichen Dingen, Hexen und Magiern oder mit dem Erschaffen von Zombies zu tun hat. Doch Voodoo ist keine Magie, und wenn Sie eines meiner Seminare besucht haben, wissen Sie, dass Voodoo eine heilende westafrikanische Religion ist. Das Wort "Voodoo" leitet sich aus einem Wort für "Geist" oder "Göttlichkeit" ab. Bei Voodoo entscheidet die Kraft des Wunsches nach Freiheit und Liebe.

Voodoo-Wesenheiten

Wir unterteilen die Voodoo-Wesenheiten in verschiedene Loas, so wie Engel und Dämonen im Christentum unterteilt werden, denn auch im Voodoo gibt es einen Gott sowie heilige Loas.

Legba ist der Loa der Sonne und einer der wichtigsten Loas überhaupt. Er ist der Krieger. Sein Tag ist der Montag, seine Farben sind Schwarz und Rot, seine Lieblingsnahrung sind Süßigkeiten. Der Planet ist Merkur, und man begrüßt ihn mit "ago elleggua". Jede Zeremonie, die zu seinen Ehren abgehalten wird, beginnt mit seiner Aufrufung und endet mit einer Verabschiedung. Sie können dabei ein Legba vèvè mit einem Stöckchen in den Sand malen; Legba-Rituale sind geeignet, um Entscheidungen treffen.

Ogoun ist der Gott der Kriege. Er gibt Kraft und beschützt den Reichtum sowie die Arbeit. Sein Tag ist der Dienstag, seine Farbe ist Grün, seine Lieblingsnahrung sind Nüsse und der ihm zugeordnete Planet ist Pluto. Man begrüßt ihn mit "onile ogoun". Um ihn zu ehren, sollte man eine Metallschüssel auf den Altar stellen und etwas Öl hineingeben.

Agwe ist der Loa des Meeres, und er bringt Schutz für die Reise. Sein Tag ist der Mittwoch, seine Farbe Weiß, seine Lieblingsnahrung ist der Sekt und seine Symbole sind Muscheln, Meeressteine und Papierschiffchen.

Erzulie ist der weibliche Loa der Liebe und Kreativität. Ihr Tag ist der Donnerstag, der zugeordnete Planet Venus, ihre Farbe Gelb und ihre Lieblingsnahrung sind Kuchen sowie Orangen. Man begrüßt die Erzulie mit "ori ye ye o". Sie ist die Venus des Voodoo und die Mutter aller Hexen. Sie hilft allen Frauen, verkörpert die freie Liebe, hilft beim Flirten und erobert Männerherzen.

Damballah ist eine große Schlange, der Vater der Liebe und der kosmischen Urkraft. Sein Tag ist der Freitag, seine Farbe Weiß und seine Lieblingsnahrung ist Milchreis.

Loco ist der Heilige aller Pflanzen. Er ist der Loa der Gesundheit sowie der Heilung und bringt Vitalität und Vegetation. Sein Tag ist der Samstag, seine Farben sind Grün sowie Weiß und seine Lieblingsnahrung sind Zweige der Bäume oder ein Stückchen Wolle.

Baron Samedi ist der Wächter der Friedhöfe. Durch ihn bekommen Sie Verbindung zu Ihren Ahnen. Er befreit Sie auch von Besessenheiten und bringt Sie zu einem Jenseits- oder Engelkontakt. Sein Tag ist der Sonntag, seine Farbe Schwarz und seine Lieblingsspeise sind scharfe Kräuter. Baron Samedi zeigt verschiedene Erscheinungsformen; er ist jedoch immer männlich, alt und trägt ein schwarzes Kreuz.

Mehr zu dem Thema finden Sie in meinem Buch "Das geheime Wissen", erschienen im Silberschnur Verlag.

Voodoo-Rituale

Voodoo-Rituale bestehen hauptsächlich aus folgenden Komponenten:

- Zuerst wird gegessen.
- Dann wird ein vèvè-Bild aus Getreide hergestellt, das einen bestimmten Loa symbolisiert.
- Es folgen Trommeln und Rasseln.
- Darauf folgen Gesang und Tanz.
- Zum Schluss wird etwas geopfert.

Kraft gebendes Voodoo-Ritual

Bauen Sie sich einen Altar, und legen Sie Folgendes darauf:

- eine kleine weiße Decke
- vier Steine
- ein Glas Wasser mit ein paar Tropfen Rum
- eine Kerze
- eine Schale mit Salz (links der Kerze)
- eine Schale mit Erde (rechts der Kerze)

Nun entscheiden Sie sich, welchem Loa Sie dienen wollen und von welchem Sie Hilfe erwarten. Zünden Sie die Kerze an, und sehen Sie in das Wasser. Reden Sie zu dem Loa, und bitten Sie ihn, Ihnen Gesundheit, Glück und Schutz zu geben. Als Opfergabe sollten Sie nach dem Ritual ein paar Nüsse auf den Altar legen.

Wunschzauber mit Kokosnuss (Kokoskind)

Besorgen Sie sich eine Kokosnuss, und legen Sie diese für drei bis fünf Nächte unter oder an Ihr Bett. Nach Ablauf dieser Zeit waschen Sie diese Nuss in Wasser, lassen sie trocknen und beräuchern sie anschließend mit Räucherwerk. Nehmen Sie dann eine brennende Kerze, und verbrennen Sie darin ein paar Härchen der Nuss. Stellen Sie sich dabei vor, dass die Kerzenenergie in die Nuss übergeht. Währenddessen übertragen Sie der Nuss Ihre guten Wünsche und Bitten. Malen Sie jetzt ein Gesicht darauf - und fertig ist das Kokoskind. Sie können ihm immer wieder Ihre Wünsche übergeben.

Wunscherfüllung

Besorgen Sie sich eine Bergkristallspitze, und machen Sie es sich in einem Sessel oder auf der Couch bequem. Halten Sie mit beiden Händen den Edelstein, und sehen Sie in seine Tiefe. Stellen Sie sich dann vor, wie Sie das Innere des Kristalls durch die Außenwand betreten, und halten Sie sich diese Vision kurz vor Augen. Sobald Sie es geschafft haben, schließen Sie die Augen.

Stellen Sie sich vor, Sie gehen durch eine lange, schmale Halle. Am Ende dieser Halle befindet sich eine silberne Tür. Treten Sie ein! Schauen Sie sich um. Die Wände der Halle sollten auch silbern sein. Der Fußboden ist goldfarbig sowie auch die Decke. Der Raum strahlt eine wohlige und angenehme Atmosphäre von Reichtum und Wachstum aus. Nun dürfen Sie sich etwas wünschen. Rufen Sie jetzt in Ihrem Geist ein genaues Bild dessen wach, was Sie sich von Herzen wünschen, und stellen Sie sich alle Details so genau wie möglich vor.

Konzentrieren Sie sich, und visualisieren Sie, dass Sie alles, was Sie sich wünschen, bereits schon besitzen. Verspüren Sie Glück und Freude, und verlassen Sie mit diesem Gefühl die Halle. Nehmen Sie den gleichen Weg. Seien Sie absolut sicher, dass es funktioniert. Wenn Sie den Raum verlassen, schließen Sie bitte die Tür. Gehen Sie zurück zum Ausgang, und verlassen Sie den Kristall.

Schutzzauber

Besorgen Sie sich sieben verschiedene Kräuter oder Pflanzenteile, eine Kerze und etwas Öl. Reiben Sie die Kerze mit dem Öl ein, und zünden Sie sie an. Schauen Sie in die Kerze, und schildern Sie mit klaren Worten, was Sie wollen. Alle Zutaten legen Sie dann vor die Kerze und bitten nun die Götter um Hilfe. Geben Sie die sieben Kräuter anschließend in ein Beutelchen oder in ein Tuch, und legen Sie dieses nach drei Tagen an einem Meer oder See aus.

Reiseritual

Sollten Sie eine Reise vor sich haben, basteln Sie ein kleines Papierschiffchen, legen als Opfergabe eine kleine Muschel hinein und zeichnen ein Heilsymbol Ihrer Wahl. Lassen Sie das Schiffchen ins Wasser, zum Beispiel in einen Fluss.

Liebes-, Gesundheits- und Wohlstands-Ritual

Besorgen Sie sich eine Blume, und malen Sie mit einem Stöckchen oder mit einem Finger ein Herz in den Sand. Nun rufen Sie die Liebesgöttin an und geben ein paar Tropfen ätherisches Öl in das “Herz”. Legen Sie eine Orange oder Melone und etwas Kuchen dazu. Schließen Sie dann die Augen, und bitten Sie die Liebesgöttin, Ihre Wünsche zu erfüllen.

Akasha-Zauber

Für diesen Zauber benötigen Sie ein Band aus Baumwolle, das durch ein Gebet besprochen wird. Die Voodoo-Heiler haben großes Interesse daran, sich mit der Urkraft der Ahnen zu verbinden. Bitten nun auch Sie die Ahnen und das Akasha um Kraft, Reichtum und Heilung oder um das Wissen des Akasha. Nehmen Sie das Band in die Hand, und sprechen Sie folgenden Satz darauf: "Ahnen, gebt mir Kraft und Heilung, bringt mir das kosmische Wissen der Akasha und unterstützt meine Spiritualität." Anschließend wird das Band an einen Baumzweig gebunden und dort gelassen.

Selbstheilungsritual

Für dieses Ritual benötigen Sie eine Orange, Wasser, ein breites Band aus Baumwolle und circa 20 Gramm ganze Nelkengewürze. Nehmen Sie ein Stöckchen, und zeichnen Sie zwei Kreise in den Sand. Stellen Sie sich in diese Kreise, und machen Sie die Augen zu. Begrüßen Sie mental die Geister, und bitten Sie sie um Heilung. Nun treten Sie aus dem Kreis, nehmen eine Orange in die Hand und stecken die Nelkengewürze hinein. Besprühen Sie die Orange kurz mit etwas Wasser, und binden Sie das Bändchen um sie herum. Lassen Sie die Orange im Kreis liegen.

Ritual für das Dritte Auge

Besorgen Sie sich eine Scheibe Ananas und eine Kerze oder ein Teelicht, etwas Salz und Sand. Legen Sie die Ananasscheibe auf den Sand, stecken Sie die Kerze in das Ananas-Loch und bestreuen Sie sie vor dem Anzünden mit etwas Salz. Schauen Sie in die Kerze, und bitten Sie die Loas darum, dass sie Ihr Drittes Auge öffnen. Lassen Sie die Kerze nun vollständig abbrennen.

Mondzauber für eine Traumfigur

Fertigen Sie eine Zeichnung von Ihrer Traumfigur an, und zeichnen Sie dann einen Kreis um diese Figur herum. Verstecken Sie die Zeichnung bis zum nächsten Vollmond.

Ist es soweit, dann holen Sie Ihre Zeichnung hervor und radieren mit Ihrem Finger ein Stück von der äußeren Figur weg. Symbolisch verlieren Sie auf diese Weise etwas von Ihrem Übergewicht. Wiederholen Sie diese Übung acht Abende lang. Nach Neumond sollte nur noch Ihr Idealbild zu sehen sein.

Sollte es im ersten Monat noch nicht ganz klappen, wiederholen Sie diese Übung beim nächsten Vollmond wieder.

Warzenzauber

Dieser Zauber sollte bei abnehmendem Mond durchgeführt werden. Stellen Sie sich die Stelle an Ihrem Körper, an der sich die Warze befindet, glatt und gesund vor, und sagen Sie dazu folgenden Zauberspruch: "Verschwinde, du Warze, der Mond wird kleiner, bald bist du weg und auch meine Plage." Dann sollte die Warze verschwinden.

Heilzauber mit Eiern

Wenn Sie meine Seminare besucht haben, kennen Sie bestimmt die Eireinigungen nach russisch-schamanischer Art. Auch im Voodoo gibt es einen ähnlichen Vorgang: Bei Vollmond besorgt der Heiler dreizehn rohe Eier. Der Kranke wird ins Mondlicht gelegt, und sein Körper wird mit den Eiern, Stück für Stück, abgerollt. Wenn alle dreizehn Eier benutzt wurden, vergräbt der Heiler diese in einem Feld.

Als Alternative bietet sich ein Gesundheits-Kerzenzauber an. Dazu brauchen Sie acht Kerzen, die im Kreis auf die Erde gestellt werden. Der Kranke wird in die Mitte des Kreises gesetzt und bekommt eine neunte Kerze in seine Hände. Nun werden die Kerzen angezündet, während der Kranke acht Minuten im Kreis sitzen bleibt.

Voodoopuppen

In jedem Land gibt es Puppen, in Ägypten wurden sogar Puppen für die Pyramiden gebastelt als Diener eines Verstorbenen nach dem Tod, in Norwegen gibt es Gottespuppen, in Deutschland Marien- und Engelfiguren. Es gibt Puppen aus Leim und Puppen aus Holz wie die Babuschkapuppe für Wünsche und Reichtum, und man kennt auch Wachspuppen. Wussten Sie, dass dies sogar die ältesten Puppen sind? Sibirier rollen mit dem Wachs Schmerzen aus und verbrennen das Stück Wachs in einem Feuer. Wachspuppen benutzte man zudem schon beim Exorzismus.

Doch am bekanntesten sind immer noch die Voodoopuppen, die einem bestimmten Menschen nachgebildet werden. Was viele jedoch nicht wissen: Voodoo-Puppen werden in erster Linie zum Heilen von Kranken benutzt. Das Material zur Herstellung einer Puppe kann variieren - man kann Stoff, Wachs oder auch Holz nehmen. Wichtig ist, dass man diese Puppe mit einem persönlichen Gegenstand des zu Heilenden versieht.

Seelen-Puppen

Eine Seelen-Puppe ist ein künstlich erzeugtes Wesen ähnlich einem Elemental. Die Erschaffung dieser Puppe ist mit einer großen Verantwortung verbunden; deshalb sollten Sie bei dieser eine Lebensdauer vorbestimmen. Die Seelen-Puppe übernimmt viele Eigenschaften ihres Schöpfers (positiv und negativ).

Schneiden Sie aus einem Stoff zwei Puppen-Zuschnitte. Wichtig ist, dass die Puppe in einem Stück geschnitten wird - Glieder und Kopf dürfen nie einzeln angesetzt werden. Nähen Sie die beiden Hälften zusammen, und füllen Sie die Puppe mit Pflanzenteilen, ein paar Steinchen oder Sand. Legen Sie auch ein paar Ihrer Haare dazu. Der Heiler sollte auch die inneren Organe der Puppe gestalten: Legen Sie in die Puppe eine kleine Muschel für das Herz, einen kleinen Zweig für die Wirbelsäule, zwei kleine Federn für die Lungen, zwei andere Muscheln für die Nieren und einen kleinen Faden für den Darm. Ihrer Fantasie sind hier keine Grenzen gesetzt ...

Dann nähen Sie die Puppe ganz zu. Verwenden Sie ein Stückchen Fell oder Stroh für die Haare, und malen oder kleben Sie Augen, Nase und Mund auf die Puppe. Wickeln Sie diese nun in ein Tuch, und besprühen Sie sie mit Ihrem Lieblingsparfüm. Geben Sie der Puppe anschließend einen Namen, und sprechen Sie diesen dreimal aus. Dann sagen Sie: "Lebe, lebe, lebe". Nun legen Sie die Puppe für drei Nächte unter Ihr Bett.

Sie können der Puppe all Ihre Sorgen und Wünsche erzählen. Wünschen Sie zum Beispiel Gesundheit, bitten Sie die Puppe darum. Brauchen Sie Geld, können Sie einen 10-Euro-Schein unter die Puppe legen und darum bitten, dass das Geld vermehrt wird und so weiter. Achten Sie darauf, dass Ihnen die Puppe nicht abhanden kommt, da sie einige Ihrer Seelenanteile enthält. Sollte das dennoch passieren, baden Sie sich in Salzwasser und schreiben anschließend das Wort "Schutz" als Sigille (siehe S. 145) in den Sand.

Gewöhnliche Voodoo-Puppe

Bei der Herstellung einer gewöhnlichen Voodoo-Puppe geht man genauso vor wie bei einer Seelen-Puppe, allerdings werden persönliche Gegenstände (Haare, Nägel, Foto) in die Figur eingenäht. Anschließend wird der Puppe mittels eines Strohhalms der Lebensatem in den Mund eingehaucht. Gehen Sie mit einer solchen Puppe sehr verantwortungsbewusst um.

Man kann eine gewöhnliche Voodoo-Puppe beispielsweise für einen Liebeszauber verwenden. Dazu braucht man zwei Voodoo-Puppen – eine für sich selbst und eine für den Liebsten. Die Puppen werden durch ein Gebet besprochen, anschließend mit einem roten Band zusammengebunden und in ein Seidentuch eingewickelt.

Heilungs-Puppen

Man näht sich eine Puppe, wie zuvor beschrieben. Diese Puppe symbolisiert den Kranken, und nach den üblichen Vorbereitungen werden speziell besprochene Nadeln in die Puppe gestochen. Diese Nadeln sind gewöhnliche Nadeln, an die eine Feder gebunden ist, und sie werden in die Stelle gestochen, in der die Beschwerden sind. Hiermit wird die Krankheit vom Menschen auf die Puppe übertragen. Die Puppe wird anschließend verbrannt oder mit Weihrauch beräuchert.

Sorgen-Puppen

Sorgen-Puppen stellen eine alte Tradition dar. Viele schamanischen Kinder beispielsweise haben diese winzigen Püppchen, und abends vor dem Schlafen erzählt das Kind seinem Püppchen, was es am Tag erlebt hat oder worüber es traurig ist.

Anschließend werden die Püppchen irgendwo am Bett platziert. Während der Nacht tragen sie dann alle Sorgen weg.

Erfolgs-Puppen

Diese Puppen werden aus Palmblättern gebunden, Arme, Beine und Taille der Puppe werden mit einem Band umwickelt. Solche Püppchen könnte man zu wichtigen Ereignissen mitnehmen.

Puppennadeln

Voodoo steht für Gott und für "gut". Demnach kann man mit Voodoo nicht nur Schadenszauber betreiben, sondern viel eher kann mit Voodoo positive und sehr starke Magie entwickelt werden.

Bedeutung der Farben bei den Voodoo-Nadeln

Blau	Gesundheit
Rot	Liebe
Braun	Schutz für die Familie
Grün	Sorgen und Nöte, Erfolg und Geld
Weiß	Geld und Glück
Gelb	Heilungsrituale

Setzen Sie die Nadel als Energiekanal in eine Puppe ein, indem sie Ihre Gedanken und Wünsche in die Puppe projizieren und gleichzeitig die Nadel in die Puppe stecken. Ihre Gedanken werden einen Weg in die Puppe finden.

Papier-Puppe

Als Alternative zur Voodoo-Puppe können Sie eine Papier-Puppe anfertigen. Schneiden Sie dafür eine kleine Puppe aus Papier aus. Nehmen Sie diese zur Hand, und schauen Sie sie an. Führen Sie dieses Ritual am dritten, sechsten, neunten, zwölften, fünfzehnten und achtzehnten Tag des Monats durch, und versuchen Sie, sich gedanklich auf die ganzen Leiden zu konzentrieren, die Sie der Puppe übertragen. Schreiben Sie alle Ihre Leiden auf diese Papier-Puppe, und werfen Sie sie anschließend in einen Fluss oder ins Meer. Sie können die Puppe auch (an einer brandgeschützen Stelle!) verbrennen.

Im Zusammenhang mit den Voodoopuppen taucht auch immer wieder der Begriff des Fetischs auf. Ein Fetisch ist ein energetischer Gegenstand, der von einem Geist bewohnt werden kann. Dabei kann es sich um einen erschaffenen Gegenstand, zum Beispiel eine Puppe, eine Statue, um Ketten oder um Teile von Pflanzen handeln. Ein Fetisch darf nie in falsche Hände geraten; der Schamane hat dafür die karmische Verantwortung zu tragen.

Mojo-Magie

Mojo-Magie ist eine traditionelle Form der Magie. Üblicherweise wird sie von Hoodoo-Schamanen verwendet, wobei Hoodoo eine mit Voodoo verwandte Form der Volksmagie ist, die in den ländlichen Regionen im Süden der USA sehr beliebt ist; die Tradition der Hoodoo-Schamanen ist uralt.

Ein Mojo ist ein kleiner Zauberbeutel, der eingesetzt wird, um bestimmte Einflüsse anzuziehen oder zu vertreiben. In der Regel ist er aus Leder und wird mit den unterschiedlichsten magischen Utensilien gefüllt wie zum Beispiel Kräutern, Steinen, Federn, Knochen oder passenden Runen. Mojo-Beutel werden entweder am Gürtel oder an einer Halskette getragen, man kann sie aber auch in einer Tasche oder in der Geldbörse aufbewahren. Damit ein Mojo wirkt, muss alles, was man in den Beutel füllt, die zu dem Zauber passenden Schwingungen haben. Man kann ein Beutelchen für verschiedene Zwecke herstellen, für Liebe, Arbeit, Spiel, Mächte und vieles mehr.

Beispiel: Soll ein Mojo-Beutel einen Liebhaber anziehen, so darf er Kräuter, Edelsteine und andere Objekte enthalten, die mit Liebesmagie assoziiert werden oder symbolisch für Romantik stehen.

Um ein Mojo noch stärker mit Kraft aufzuladen, sollten persönliche Dinge, wie zum Beispiel eine Haarlocke der Person, für die das Mojo bestimmt ist, zusammen mit den anderen magischen Gegenständen in den Beutel gegeben werden. Auch ein passender Geburtsstein, der mit Geburtsdatum oder Sternzeichen der entsprechenden Person beschriftet wurde, erfüllt seine Wirkung.

Herstellen eines Mojos

Schneiden Sie ein Stück Leder in zwei gleich große Quadrate, etwa 8 x 8 Zentimeter. Legen Sie beide Hälften aufeinander, und nähen Sie sie an drei Seiten zusammen, so dass sich ein Täschchen bildet.

Kehren Sie nun die Innenseite nach außen, damit die Nähte innen bleiben, und füllen Sie den Beutel mit allen angegebenen Zutaten. Nähen Sie danach die noch offene Seite ganz zu.

Nachdem das Mojo gefüllt und verschlossen wurde, sollte es rituell mit einer starken Energie oder einem Element aufgeladen werden.

Reinigung und Segnung eines Mojos

Die Reinigung des Mojos kann schnell durchgeführt werden. Legen Sie Ihr Beutelchen einfach mit einem der folgenden Kräuter zusammen, die negative Einflüsse neutralisieren: Mariengras, Majoran, Petersilie, Basilikum.

Danach können Sie den Beutel segnen. Legen Sie ihn an einen Altar, und sprechen Sie laut folgende Sätze:

Bei den vier Elementen
segne ich diesen Mojo-Beutel
und weihe ihn als ein Instrument
der Schamanenmagie.
Götter der Luft, des Wassers, des Feuers und der Erde
und alle Elementargeister,
lasst diesen Beutel nun geladen sein
mit der geheimnisvollen Energie
eures göttlichen Lichts.

Die Mojos können in jeweils passenden Farben hergestellt werden:

Energie	rot	um neue Energie zu erlangen
Bann	schwarz	um Flüche und Verwünschungen zu bannen
Erfolg	blau	um erfolgreich zu werden
Frieden	weiß	um Frieden zu erlangen
Fruchtbarkeit	grün	um Fruchtbarkeit zu erlangen
Geld	grün	um zu Geld zu kommen
Gesundheit	gelb	um Gesundheit zu erlangen
Glück	grün	um Glück zu erlangen
Liebe	rot	um Liebe zu erlangen
Mut	blau	um mehr Mut zu erlangen
Schutz	schwarz	für Schutz vor bösen Einflüssen

Aberglaube, Magie und Zauberei

Mehr als blosser Humbug ...

Magie ist nicht nur interessant, sondern auch lebenswichtig für uns, denn unser komplettes Leben ist ein Ritual. Wir steigen aus dem Bett, putzen uns die Zähne, essen mehrmals am Tag, gehen täglich zur Arbeit und wieder ins Bett, feiern Weihnachten und beschenken uns - alles ist ein Ritual. Sogar ein Grabstein ist ein ritueller Vorgang, weil dieser aus dem Glauben herrührt, dass er dem Verstorbenen heilige Energie gibt.

Schauen Sie sich das Wort genau an: "Aber-Glaube" - also "doch Glaube". Der Aberglaube ist altes verlorenes Wissen, und wir können nicht immer sagen, warum wir darauf achten. Aber läuft uns eine schwarze Katze über den Weg, so warten die meisten, selbst Skeptiker, ab und gehen nicht weiter, weil es laut Volksglauben Unglück bringen könnte. Andere "klopfen auf Holz", tragen Amulette oder Glücksbringer und "drücken die Daumen" ...

Der Aberglaube ist in der ganzen Welt verbreitet. Wieso überlebte er? Wieso beachten wir ihn? Weil viel mehr dahintersteckt als nur "Humbug". Schon als Kind habe ich in Hühnchen nach dem Gabelknochen zur Wunscherfüllung gesucht. Man sollte ihn auseinanderbrechen, denn so gehen Wünsche in Erfüllung. Deshalb war ich in Hühnchen "verliebt" und immer wieder in die Küche meiner Mutter gegangen, um danach zu fragen. Mir ging es nicht um das trockene helle Brustfleisch des Hühnchens, sondern um meine Kinderwünsche ...

Ich bin in einer Familie aufgewachsen, die auch an nicht sichtbare Kräfte glaubt. Aber was ist mit Ihnen, glauben Sie nur, was Sie sehen?

Auch Magie gehörte lange Zeit zum Aberglauben, durch sie kann man jedoch viele Naturprozesse korrigieren und den Lauf des Lebens beeinflussen. Ursprünglich bildeten Wissenschaft und Magie eine Einheit und hingen eng miteinander zusammen.

Das Wort "Magie" stammt aus dem Persischen und war ursprünglich eine Bezeichnung für Priester, die sich in vielen Religionen,

Weltanschauungen und Wissenschaften auskannten. Es waren Menschen, die ein umfassendes Wissen besaßen und die Menschen dabei halfen, ihre Wünsche zu leben. So kann uns die Magie helfen.

Magie ist eine sehr komplizierte, jedoch auch einfache Materie, die man unbedingt verstehen sollte. Gedanken oder Wünsche der Menschen gehören beispielsweise ebenfalls zu magischen Vorgängen; sie haben ein energetisches Potenzial - jedes Wort, das wir aussprechen, und jeder Gedanke, den wir uns durch den Kopf gehen lassen, hat eine enorme Schwingung, die nicht einfach verpufft ... Die Formel der Magie ist: Trance + Wille = Magie; oder GEIST ÜBER MATERIE.

Unsere Welt ist dual: Wir sind gut und böse in einem. Dieselben Rituale können deshalb für "Gutes" sowie aber auch für "Schlechtes" angewendet werden, und um etwas wahr werden zu lassen, müssen Sie wissen, was Sie genau wollen. Man sollte sich die Wünsche hierbei nicht nur in Gedanken, sondern auch in Bildern vorstellen können, denn das Unbewusste liebt Bilder. Also sagen Sie nicht nur einfach: "Ich möchte, dass mein Liebster mich liebt", sondern stellen Sie sich immer auch bildlich vor, Sie hätten den Liebsten bereits vor sich stehen. Sie müssen wissen: Wenn Sie mit der Magie beginnen, sollten Sie sich viel Zeit für sie nehmen. Fleißiges Üben und der Glaube an Ihre Fähigkeiten sind der Schlüssel zum magischen Erfolg! Aber: Magie ist kein Spielzeug! Sie dürfen niemals in den freien Willen eines anderen Menschen eingreifen oder diesem durch Magie schaden wollen; es würde ohnehin nur wieder auf Sie selbst zurückfallen.

Wenn es um Magie geht, dürfen selbstverständlich auch die kraftvollen Edelsteine nicht fehlen. Hier gibt es weibliche und männliche Steine. So sollten Männer lieber weibliche Steine und Frauen männliche tragen. Männliche Steine sind Kristalle und dunkelfarbige Steine, weibliche dagegen haben eine helle Farbe. Ich habe bemerkt, dass Larimar und Bergkristall (männliche Steine) bei mir platzen oder Sprünge bekommen.

Eine meiner Kundinnen berichtete, dass in ihrem 20 Kilo schweren Rosenquarz kurz nach dem Tod ihrer Schwiegermutter ein Kreuz entstand. Das Kreuz in dem Stein war vom Platzen entstanden. Zur gleichen Zeit hat sie Kontakt zu der Verstorbenen bekommen.

Menschen leben oft entweder zu einfach oder zu kompliziert. Man sollte stattdessen versuchen, aus der gegebenen Zeit das Beste zu machen. Gesund leben oder krank sein - dies liegt nur in unserer Hand. Wir suchen, besonders wenn es um Zauberei geht, oft nach etwas Ungewöhnlichem, aber meist sehen wir dadurch nicht, was uns Mutter Erde vor die Füße gelegt hat. Wir sehen nicht die Dinge, die einfach sind, die Dinge, die uns heilen könnten, das, was uns zur Verfügung steht und nur darauf wartet, genutzt zu werden.

Das ist die LEBENSENERGIE! Magische Kräfte der Natur begleiten uns täglich. Magie und Energie zu vereinen und zur Lebensenergie zu kommen, ist das Thema! Der gesamte Lebensraum unserer Erde und unseres Kosmos ist mit Lebensenergie gefüllt - sie ist überall, und das Universum ist durch diese Lebensenergie geschaffen worden. Sie ist der Schlüssel zum Leben hier und überall.

Unser Körper speichert Energie und ähnelt einem Generator. Zudem produziert er selbst gewisse Bioenergiemengen. Wir empfangen Energien von außen und sind in der Lage, sie für uns brauchbar zu machen, also zu verändern. Genauso sind wir in der Lage, diese von uns transformierte Energie an jemanden weiterzuleiten. Wir leiten sie durch unsere physische sowie psychische Arbeit weiter und können diese persönliche Energie konzentrieren, bündeln und absenden.

Diese Energie kann ebenso durch Tanz, Trommeln, Musik, Gedanken und Gebete konzentriert werden; auch durch Naturelemente könnte sie in einem Strahl gesammelt weitergegeben werden. Damit diese Energie aber auch wirklich an den Empfänger weitergeleitet werden kann und die "richtige Adresse" erreicht wird, braucht ein Heiler oder Magier meistens irgendeinen Gegenstand, der als Leitung oder Kabel dient - man kann es als "Generatorkabel" bezeichnen. Der Heiler nimmt zum Beispiel eine Blume und leitet Energie in sie hinein. So wird Energie fokussiert und durch diese Blume an den Menschen weitergeleitet. Dieser Vorgang wird als Energie-Modulation bezeichnet.

Ein guter Heiler kann die Energie danach sofort absenden; dabei spielt es keine Rolle, ob der Bedürftige 30 oder 3000 oder mehr Kilometer vom Heiler entfernt ist.

Der Heiler kann auch die Faust vor sich halten und sich darauf konzentrieren. Die Faust ist dann der Übermittler, wie die Blume im eben angeführten Beispiel, und der Heiler konzentriert darin Energieströme. Danach kann er seine Faust loslassen und die Energie somit durch die Finger fließen lassen. An den Fingerkuppen sind Energieausgänge, hier findet die Energie den Weg nach außen und ist dann in der Lage, Selbstheilungskräfte zu aktivieren und die fehlende Energie im Körper zu ergänzen.

Augenmagie

Man kann Magie durch die Augen betreiben. Sie haben vielleicht schon einmal den Ausdruck "vergucken" gehört? Was heißt vergucken? Es gibt Menschen, die "schlechte" oder "böse" Augen besitzen. Sie loben Sie, und kurze Zeit später verlieren Sie das Gelobte. Zum Beispiel sagt jemand über Ihre Haare, dass diese so schön glänzen, und ein paar Tage später fallen sie Ihnen aus. Viele Menschen wissen nicht einmal, dass sie diese "Gabe" haben.

Das Vergucken durch den bösen Blick ist sogar wissenschaftlich nachzuweisen:

- 80 Prozent aller Informationen gelangen über die Augen zu uns.
- Durch so genannte Photonen ("Lichtteilchen") bekommen wir sichtbare Infos; anders gesagt, dadurch werden Infos und Energien sichtbar. Als Geistheiler ist man in der Lage, diese Teilchen in Fluss zu bringen. So etwas geschieht beispielsweise bei der Wirbelsäulenbegradigung und bei der Rückenentspannung.
- Ein Geistheiler ist in der Lage, auch über den Hinterkopf Infos zum Hirn des Patienten zu senden.

Wie kann ich mich davor schützen?

- dreimal über die linke Schulter spucken
- auf Holz klopfen
- das Auge in einem Dreieck auf einen Zettel malen
- einen verknoteten roten Faden bei sich tragen
- etwas Rotes anstarren

- Ebereschenzweige anfassen
- Kohle oder Salz durch die Tür aus dem Raum werfen
- Asche in den Wind werfen
- das Haus reinigen durch Kerzen und Wassergläser in den Ecken

Übrigens: Man kann sich auch selbst vergucken ...

Sigillenmagie

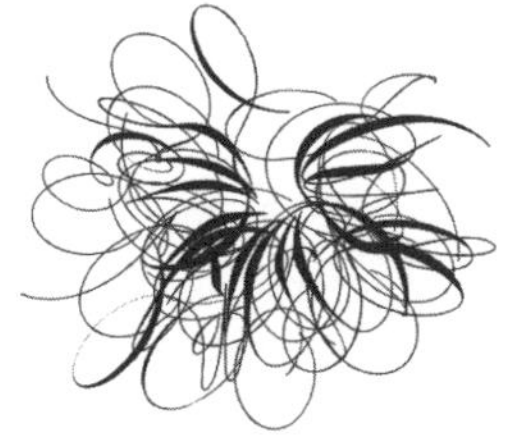

Sigille Bsp. 1

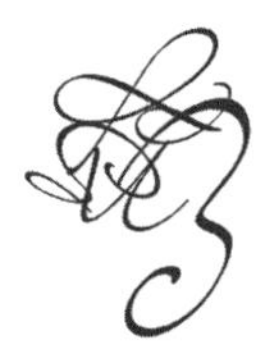

Sigille Bsp. 2

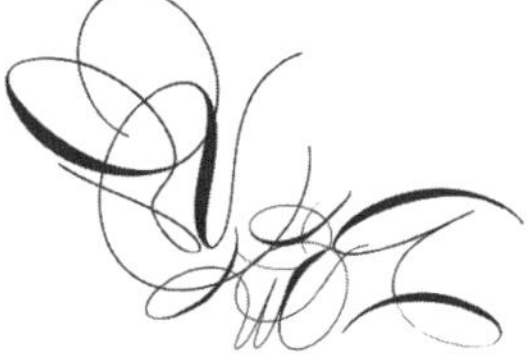

Sigille Bsp. 3

Sigillenmagie ist Wunschmagie, wobei das Wort "Sigille" von dem lateinischen Wort "sigillum" hergeleitet ist, das "Bildchen" oder "Siegel" bedeutet. Bereits in der Antike gab es sigillenähnliche Amulette, die den verschiedensten Göttern geweiht waren. Ein solches Siegel findet sich zum Beispiel auch in "Goethes Faust", ein magisches Zeichen, durch das er Macht über ein Erdelementar erhält. In den kabbalistischen Schriften wird jedem Engel ein Siegel zur Anrufung zugeordnet - meist hochkompliziert und schwer zu verstehen.

Die Sigillenmagie, mit der ich mich beschäftige, ist etwas anderes. Ich verwende sie, um ein Tor zu meinem Unterbewusstsein zu öffnen. Eine Sigille zu zeichnen macht daneben auch noch Spaß, nicht umsonst haben mittelalterliche Magier gerne mit Sigillen gearbeitet und komplizierte Zeichen damit hergestellt. Die Technik der Sigillenmagie ist aber auch heute noch auf moderne Art und Weise anwendbar. Sie ist vor allem eine besonders kreative Form der Wunschgestaltung. Und besser noch: Sigillenmagie ist mit unseren ganz normalen Buchstaben möglich.

Wunschformulierung

Als Erstes sollten Sie Ihren Wunsch formulieren. Dieser Wunsch muss losgelassen werden, dann wird er an das Universum abgegeben. Vergessen Sie nicht, einen Schutzkreis zu ziehen. Wichtig ist auch, keine Negationen zu verwenden.

Sigillenherstellung

Um eine Sigille herzustellen, nimmt man die Worte GESUND WERDEN und streicht zunächst alle Stellen heraus, die mehrfach vorkommen, was dann so aussieht:

GESUNDWR

Jetzt folgt die künstlerische Gestaltung, indem Sie die übrig gebliebenen Buchstaben in eine Sigille verwandeln. Auf möglichst kreative Weise ordnet man nun die Buchstaben an und verbindet sie miteinander – und zwar am besten so, dass nur Sie noch erkennen können, dass es sich ursprünglich um Buchstaben gehandelt hat.

Sigillenanwendung

Man kann eine Sigille in ein entsprechendes Kraftfeld legen, zum Beispiel an einen Altar, aber auch mit Kräutern verbrennen, an die Kühlschranktür heften oder eingraben. Sigillen sind rein weißmagisch und können unbesorgt auch von "Laien" angewendet werden.

Es gibt im Groben zwei Arten von Sigillen: die magische Sigille, die einen beschützt, und die Sigille der Engel.

Sigillenmantra bilden

Im Gegensatz zu anderen Anwendungen von Mantren wird ein Sigillenmantra genau wie eine Sigille verwendet, um den vorher formulierten Wunsch in das Unterbewusstsein zu befördern. So wäre unser eben genanntes Beispiel "GE SU ND WR".

Ich finde diese Methode ziemlich wirksam.

Wichtig: Es ist notwendig, dass Sie Ihren Wunsch anschließend vergessen. Sie müssen ihn völlig aus Ihrem Bewusstsein streichen.

Formelmagie

Am Anfang war das Wort, und das Wort war bei Gott ...

So wie die Schöpfer/Götter die kosmischen Schwingungen, die sich in den Buchstaben der Sprache widerspiegeln, nutzen, um Dinge zu erschaffen oder aufzulösen, so können auch wir die Formeln für unsere Ziele nutzen.

"Formel" heißt für uns die Wiederholung von bestimmten Buchstabengruppen. Dadurch aktivieren Sie mehrere positive Energien und ziehen diese aus dem Kosmos an. Ich verwende die Formelmagie bereits jahrelang und möchte Ihnen das Thema in diesem Kapitel näherbringen.

Praktische Magie ist eine Wissenschaft, die sich mit der Umleitung von Energie auf die physische Materie beschäftigt. Dabei werden viele Rituale sowie Formeln verwendet, die jedoch sehr vielfältig sind. Man kann Gebete zusammenstellen oder auch magische Formeln, die unser Leben energetisch beeinflussen. Einige der Formeln werde ich Ihnen nun präsentieren, Sie können sie dann auf ein Stück Papier schreiben und als Amulett bei sich tragen.

Zeichnen Sie dazu einen kleinen Kreis, und schreiben Sie in die Mitte Ihren Vornamen, wie es auf der Skizze gezeigt ist. Schreiben Sie an die Spitzen des Pentagramms das Wort "Schutz", und ziehen Sie anschließend den zweiten Kreis. Fertig ist die Formel.

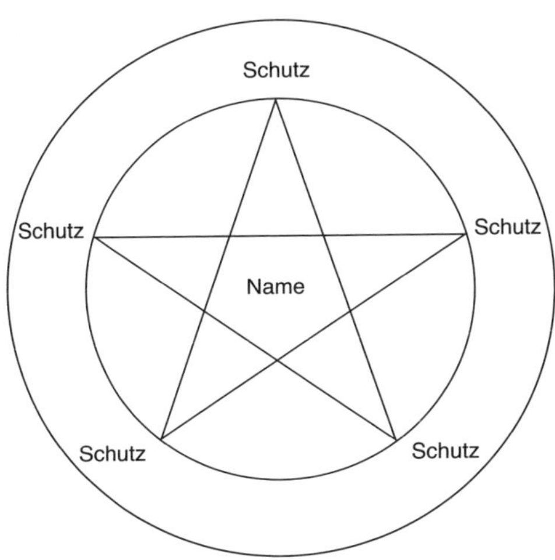

Anwendung

Jede Formel besteht aus verschiedenen Tönen und jeder Ton wiederum aus einer Schwingung. Diese Schwingung erzeugt auf geistiger Ebene eine spezifische Kraft, die sich im Materiellen manifestieren kann. Es ist bekannt, welcher Ton zu welcher Kraft gehört, so kann gezielt ausgesucht werden, welche Energien für unsere eigene Entwicklung wichtig sind. Deshalb beginnt die Arbeit in der Formelmagie mit der inneren Reinigung, denn wenn wir rein sind, können wir mit positiver Schwingung aufgefüllt werden.

Zu Beginn der Arbeit ist es vorteilhaft, wenn diese Buchstaben laut ausgesprochen werden – und zwar klar und deutlich. Nach mehrmonatiger Übung können die Formeln auch still ausgesprochen werden. Innerhalb dieser Zeit erreicht man eine so genannte Verdichtung der Formel, indem man sie fast 500 Mal in einer halben Stunde aufsagen kann.

Die einfache Anwendung der Formeln ist das wiederholte Aussprechen in Gedanken im 7er-Rhythmus für fünf bis 35 Minuten. (Sie können die Formeln natürlich auch länger als 35 Minuten am Tag sprechen.)

- Für eine Zweierformel benötigt man circa 10 bis 15 Minuten, z. B. "DC".
- Für eine Dreierformel benötigt man circa 20 bis 25 Minuten, z. B. "JHW".
- Für eine Viererformel benötigt man circa 30 bis 35 Minuten, z. B. "JHWH".

Die Wirkungen der Grundformeln D-C, D-S und J-H-W sind gigantisch.

Reinigung

Reinigen Sie sich vorher einige Tage mit folgender Formel: D-C (gesprochen Dee Tsee) dient der Reinigung der mentalen und astralen Aura. Sie können diese Formel drei bis fünf Tage lang verwenden.

Schutzmantel

Nach der Reinigung können Sie sich schützen. Sprechen Sie die Formel J-H-W mehrere Male am Tag jeweils 30 Minuten lang aus. J-H-W (gesprochen Jot Haa Wee) dient als Schutzformel. Wiederholen Sie diese jeweils 15 Minuten lang an den folgenden drei Tagen.

Danach können Sie immer wieder die Formel D-S aussprechen. D-S dient zum Schutz vor negativen Wesen.

Transformation

Der nächste Schritt ist die Transformation des Geistes. Dafür sprechen Sie die Formel S-A-L aus. Nehmen Sie sich zwei Tage Zeit dafür, und transformieren Sie sich dreimal täglich jeweils 20 Minuten. S-A-L dient der spirituellen Entwicklung.

Hellsichtigkeit

Die Formel B-H dient der Verbesserung der physischen Sehfähigkeit und bringt auch die der Fähigkeit zur Telepathie. Sprechen Sie diese Formel dreimal am Tag jeweils 30 Minuten am Stück und dann weitere drei Tage.

Telepathie

Anschließend können Sie auch Ihre telepathischen Fähigkeiten stärken. Sprechen Sie dazu die Formel D-U öfters aus. So wird diese Fähigkeit gesteigert.

Die Anwendung der Formelmagie ist kinderleicht, da die spezielle Formel einfach ausgesprochen wird. Versuchen Sie es selbst!

Formeln

- Die Formel CK bringt Mut.
- Die Formel EF dient zur Reinigung des Mentalkörpers.
- Die Formel EK steigert das eigene Selbstvertrauen.
- Die Formel SAL dient als Liebesformel zur Auflösung negativer Muster.
- Die Formel OO bringt die Auflösung aller Muster und Selbstlügen.
- Die Formel EECH hilft abzunehmen.
- Die Formel CI verstärkt die Ausstrahlung.
- Die Formel KKK beseitigt Angstgefühle.
- Die Formel BN stärkt die Augen.
- Die Formel QI hilft bei Atembeschwerden.
- Die Formel CL verlangsamt den Alterungsprozess.

- Die Formel AW bringt Gleichgewicht.
- Die Formel CH kräftigt Körper und Geist.
- Die Formel DÄ wirkt gegen Liebeskummer.
- Die Formel AT hilft beim Lernen.
- Die Formel JJJJ bringt einen neuen Partner.
- Die Formel BÖ bringt Harmonie.
- Die Formel AAAA bringt Heilung.
- Die Formel ALL bringt Macht.
- Die Formel EO wirkt gegen Schlaflosigkeit.
- Die Formel BCH hilft, Fremdsprachen zu erlernen.
- Die Formel BH bringt Visionen.
- Die Formel ESCH beeinflusst das Wetter.
- Die Formel EK beseitigt Zweifel.

Welche Grundformeln gibt es für jeden Tag?

Es gibt ein Formel-Grundset, das aus folgenden Formeln besteht:
DC - DS - JHW - CK - EF - EK

Sie können jedoch jeden Tag verschiedene Formeln verwenden:

Montag:	DC - DS - JHW - CK
Dienstag:	DC - DS - JHW - EF
Mittwoch:	DC - DS - JHW - EK
Donnerstag:	DC - DS - JHW - CK
Freitag bis Sonntag:	OM

Energiearbeit mit der Kraft der Formelmagie

In meiner Praxis habe ich bemerkt, dass Klienten, die die Formelmagie anwenden, schneller ausgewogener und rein wirken. Sie fühlen sich zudem lebendiger. Das Schönste dabei ist, dass man nur etwas Zeit dafür braucht, und jede Formel kann im Notfall sofort ausgesprochen werden, wenn möglich laut. Jeder Formelzusammenhang wird dabei so ausgesprochen, wie es unserem Alphabet entspricht, doch man zieht die Buchstaben etwas in die Länge:

"DS" als "Deeeee Essssss"
"JHW" als "Jooooot Haaaaaaa Weeeeee"
"O-O" als "Oooooooo Oooooooo"

Nehmen wir DS als Formelbeispiel, dann wird DS fünf bis 35 Minuten bei jedem Ausatmen im 7er-Rhythmus gesprochen, also:
DS - DS - DS - DS - DS - DS - DS oder ausgesprochen
Deeeee Essssss - Deeeee Essssss - Deeeee Essssss - Deeeee Essssss - Deeeee Essssss - Deeeee Essssss - Deeeee Essssss

Beim nächsten Ausatmen sprechen Sie die Formel wieder von vorne. Sollte Ihnen der 7er-Rhythmus schwerfallen, machen Sie im 5er-Rhythmus weiter, bis die fünf bis 35 Minuten vorbei sind, also:
DS - DS - DS - DS - DS oder ausgesprochen
Deeeee Essssss - Deeeee Essssss - Deeeee Essssss - Deeeee Essssss - Deeeee Essssss

Nun ist die Formel sozusagen eingespeichert und aufgeladen, und Sie können mit einer anderen Formel weitermachen. Wenn Sie täglich zwei bis drei Formeln jeweils fünf bis 35 Minuten sprechen, werden Sie dafür zwar einige Zeit benötigen, aber Sie können die Formeln ja überall anwenden: im Auto, im Bad, unter der Dusche oder auch beim Laufen. Die Mühe ist also recht gering. Erfahrungsberichte meiner Kunden zeigen, dass Menschen unglaubliche Erfolge für sich und andere erzielen konnten. Teilweise wird von wirklich unheimlichen Ergebnissen berichtet, so dass es dem Kunden wie ein Wunder erscheint.

Nun möchte ich eine Formelreihe vorstellen, die nach circa viermonatigem täglichen Üben - je nur 30 Minuten lang - zu praktischen Erfahrungen und Ergebnissen beim Channeln führen kann. Ich habe diese überaus wichtigen Grundformeln in einer Reihenfolge aufgeführt, die notwendig ist, um zu einem echten Erfolg zu kommen:
Olaaaa - Olaaaaa - Olaaaaa
CSDeeeeee - CSDeeeeeeee - CSDeeeeeee
BN - BN - BN - BN - BN

Eine meiner Kundinnen benötigte einmal eine Formel für das Sprechen vor großen Gruppen, denn schon von klein auf litt sie unter großem Lampenfieber. Sie hatte schon einiges dagegen unternommen, aber nichts hatte geholfen. Sie hatte folgende Symptome: rot anlaufen, leichte

Schweißausbrüche, nicht mehr wissen, was man sagen wollte, Herzklopfen, Sätze verdrehen ...

Ich hatte ihr die Formel DCT zusammen mit DC empfohlen. Schon nach ein paar Wochen war das Problem gelöst, und das Sprechen vor Menschen fiel ihr nicht mehr ganz so schwer.

Bei einem sehr großen Seminar hatten wir einmal einen Sketch aufgeführt, den ich ja auch hinter mich gebracht habe – einfach tun und fertig, so denke ich in solchen Situationen immer, und das habe ich auch ihr vorgeschlagen. Danach sollte sie die Formel E-OO und WWT aussprechen. Das Leiden verging, und diese Frau kann nun sogar ohne Probleme Menschen auf der Straße ansprechen. Doch bedenken Sie: Alle mentalen Fähigkeiten müssen durch ständiges Üben entwickelt werden. Also nicht die Hoffnung verlieren ...

Die Formelmagie ist eine Wissenschaft der Schwingungen. Diese Schwingungen sind in unserem Universum in allen Bereichen vorhanden. Physikalisch gesehen ist das Wort nichts anderes als eine Schwingung, die den Raum durchdringt. Sogar die Bibel sagt, dass das Wort am Anfang stand, und ich gehe davon aus, dass Gott alles durch die Schwingungen der Worte erschaffen hat.

Formeln aus Worten oder Buchstabenreihen sind nun auch nichts anderes als Schwingungen, weswegen sie auch über Jahrtausende gehütet wurden. Interessant ist, dass man Formelmagie auf der ganzen Welt findet: bei Schamanen, Indios oder auch bei den Kabbalisten.

Auch das Denken erzeugt Energien. Diese werden freigesetzt und können nicht zurückgeholt werden – sie schwingen im Raum. Nicht umsonst sagt man, man solle keinem Menschen etwas Schlechtes wünschen, denn die Schwingung dieser Gedanken bleibt hier und beeinflusst auch uns selbst. Daher sollten wir uns immer gut überlegen, was wir jemandem sagen oder wünschen.

Sollten Sie beim Aufsagen der Formeln gestört werden, hören Sie einfach auf und beginnen später erneut. Eine Unterbrechung hat keine

Wirkung. Die Formelmagie schadet dem Menschen nicht und kann von jedem angewendet werden.

Viele meine Schüler fragen, wie häufig man "formeln" muss. Es genügt ein- bis zweimal am Tag für jeweils 15 Minuten. Jede Formel wirkt sofort, und wer sensitiv veranlagt ist, kann dies spüren. Machen Sie doch einen Test: Suchen Sie sich aus den aufgeführten Formelkombinationen eine beliebige aus, und "formeln" Sie diese Buchstabenkombination ein paar Mal. Achten Sie darauf, welche Gedanken Ihnen durch den Kopf gehen. Fragen Sie sich, wie sich Ihre Gefühle verändern. Anschließend vergleichen Sie einfach Ihre Ergebnisse mit dem, was hinter der betreffenden Formel steht.

Viel Spaß beim Üben!

Amulettmagie

Jeder weiß, dass Amulette unser Wohlbefinden verändern können. Es geht dabei nicht nur um den Glauben daran, sondern eher um einen Energieaustausch zwischen Mensch und Amulett. Viele von Ihnen kennen das Amulett "Vadim", das ich auf den Markt gebracht habe. Dieses Amulett wurde innerhalb kurzer Zeit über 3000 Mal erworben und war somit sehr schnell ausverkauft. Was ist das Besondere an dem Amulett? Ich habe das Stück durch Elemente der Natur schamanisch und geistig geweiht. Einige Rückmeldungen der Kunden:

- "Das Amulett reinigt mich, ich habe Durchfall", berichteten 30 Anrufer.
- "Das Amulett gibt mir Kraft", berichteten 50 Menschen.
- "Das Amulett hat meine Schmerzen beseitigt", berichteten fast 300 Menschen.
- "Das Amulett hat mich beruhigt, und ich habe keine Depressionen mehr", berichteten fast 100 Personen.
- "Das Amulett wärmt mich. Wenn ich es in der Hand halte, bekomme ich Energie", berichteten sechs Menschen.

Amulette haben eine interessante, die Seele heilende Wirkung. Sie sind nicht nur ein Blickfang, sondern beispielsweise auch der Energiestoß eines bösen Menschen gelangt nicht an unseren Körper, da ihn das Schmuckstück auffängt – Amulette sind also echte Heilmittel.

Man unterscheidet zwei Amulettarten:

- **Stimulatoren:** Sie stimulieren und verstärken verschiedene Prozesse in unserem Körper, genauso wie Sie zum Beispiel Kaffee oder ein Guarana-Getränk aufputschen können.

- **Blocker:** Sie blocken negative Energien ab. Auch Silber ist ein Blocker (Silberamulette), weil es antibakteriell wirkt.

Übrigens: Man kann Kompressen, Wickel, Magnetarmbänder, Edelsteine oder Kupferplatten und Amulette in eine Reihe stellen. Sie haben alle ein und dieselbe bioenergetische Wirkung.

Interessant:

- Kupferamulette stimulieren den Stoffwechsel.
- Silberamulette bewirken Ausgleich und Entgiftung. Wenn man sie lange Zeit trägt, schwitzt man weniger. Sie sind gut für das Herz.
- Goldamulette nehmen negative Energie aus dem Körper und stellen einen Schutz dar. Man sollte jedoch beim Gebären und während OPs kein Gold tragen.

Perlenamulett

Auch Perlenamulette sind weltweit begehrt. Perlen wurden immer schon vergöttert, und Hexen verwendeten sie für ihre Rezepte.

Eine Perle lebt nur 200 Jahre, dann zerbröselt sie und fällt meist auseinander; sie trocknet aus und glänzt nicht mehr. Man kann sie in einem Essigbad innerhalb 48 Stunden auflösen, aber auch zum Glänzen bringen, wenn man sie für eine halbe Stunde in Essigwasser legt. In Indien gab man auch den Hühnern Perlen zum Fressen, denn nach dem Ausscheiden glänzten die Perlen wieder, verursacht durch die Magensäure der Vögel. Bei trockener Haut verliert die Perle überdies ihren Glanz. Und noch etwas Interessantes: Die größte Perle der Welt befindet sich auf den Philippinen und wiegt 6,5 Kilo!

"Die heilige Eule"

Diese Amulette sind die stärksten Amulette der Ahnen für Kraft, Liebe, Wohlstand und Gesundheit. Sie haben ihren Ursprung in meiner Familie vor sieben Generationen und sind Geistheileramulette, die einen Kraftort für Sie erschaffen und Sicherheit geben.

Reinigung – Linderung

- Es erfolgt eine echte Geistheilung.
- Man bekommt eine mentale Ausgewogenheit.
- Fremdenergie wird abgeblockt.
- Es erfolgt energetisches Heilen.
- Psychische Belastungen verschwinden.
- Durch Reinigung erfolgt Ausgeglichenheit.
- Das Amulett nimmt den bösen Blick weg,
- ermöglicht eine tiefe Entspannung,
- löst Blockaden,
- reinigt Chakren,
- hilft, Sorgen zu verarbeiten,
- wirkt gegen Streitigkeiten,
- wirkt gegen Magie,
- hilft, Stress zu bewältigen,
- löst Eheprobleme,
- hilft bei Krisen,
- reduziert das Gewicht,
- wirkt gegen Depressionen energetisch,
- beseitigt geopathogene Zonen in Haus und auf Grundstücken,
- hilft bei Trauer.
- Das Dritte Auge wird geöffnet.
- Das Amulett leitet das Negative ab.
- Es erfolgt Energieübertragung in hoher Frequenz.
- Es kommt zur Reinigung der Seele.
- Schlechte Charaktereigenschaften werden zum Guten verändert.
- Es kondensiert Energien um uns herum,
- schaltet Feinde aus,
- wirkt gegen Angst,
- befreit von Leid,
- löst Karmablockaden, zum Beispiel das Familienkarma,
- wirkt gegen Mobbing,
- warnt vor Gefahren,
- lindert Schmerzen in Seele und Körper,
- verlangsamt das Altern,
- hilft bei Schlafproblemen,
- wirkt gegen Wasseraderempfindlichkeit.

Schutz – gleicht aus

- Das Amulett schenkt uns den Glauben,
- unterstützt die Wunscherfüllung,

- ist Blitzableiter für Fremdenergie,
- hat bioenergetische Wirkung,
- verleiht Auraschutz und schließt die Löcher,
- ermöglicht Harmonie,
- aktiviert unsere eigene Lebensenergie,
- erschafft einen Kraftort um Sie herum,
- verstärkt die Fähigkeit, Schwierigkeiten zu meistern,
- unterstützt Ihre Erwartungen,
- man kann Wasser und alle Gegenstände weihen,
- wirkt als Antiagingmittel,
- zentriert unseren Geist,
- bewirkt eine Seelenheilung,
- hilft beim Spiel,
- unterstützt beim Beten,
- schenkt Optimismus,
- gibt Ihnen die Kraft, Ja oder Nein zu sagen.
- ist Blickfang,
- gleicht aus,
- bringt mehr Fantasie,
- bringt verlorene Seelenanteile zurück,
- gleicht alle Chakren aus,
- hilft, Lebensziele zu finden,
- unterstützt alte und bringt neue Energie,
- beschafft reine Heilenergie,
- schützt Ihre Seele vor Angriffen,
- es schützt die bestehende Liebe,
- schützt die Psyche,
- gleicht unsere Mittellinie aus,
- schärft die Sinne,
- Bioenergien laufen schneller,
- ermöglicht den Zugang zu Tieren/Tierkommunikation.

Stärkung – gibt, verleiht

- Das Amulett unterstützt Transformation und Heilfähigkeiten,
- stärkt telepathische Fähigkeiten,
- stärkt die Konzentration,
- stärkt durch neue Energien,
- macht entscheidungsfreudig,
- stärkt die Fähigkeit, los- und zuzulassen,
- gibt mehr Energie,
- schenkt Geduld,
- stärkt Macht und Verstand,
- unterstützt und verleiht magische Fähigkeiten und Gaben,
- Geldfluss und Erfolge im Beruf,
- stärkt Hellsicht, Heilfähigkeit und das Dritte Auge,
- stimuliert,
- erleichtert die Suche nach neuen Wegen,
- bringt neue Liebe und Zärtlichkeit,
- stärkt das Nervenkostüm,
- stärkt die spirituelle Entwicklung,

- entwickelt Akkumulatoren für magische Kräfte,
- bringt körperliche Reinigung,
- verbindet mit den Naturgeistern und dem Kosmos,
- bringt innere Ruhe,
- verleiht neue Schwingung,
- ermöglicht, Selbstliebe kennen zu lernen,
- ermöglicht den Zugang zum 8. und 9. Chakra,
- bringt Glück für die Planung,
- verleiht die richtige Entscheidungsfähigkeit,
- stärkt Familien in allen Angelegenheiten.
- bewirkt Sensitivität,
- bringt seelische Reinigung,
- gibt Sicherheit,
- zieht Seelenpartner an,
- verleiht Erfolge im Alltag,
- stärkt die Fähigkeit der Wunscherfüllung,
- bringt Balance,
- verleiht Mut,
- stärkt das Temperament,
- ermöglicht den Zugang zum Engel- oder Krafttierkontakt,
- stärkt die Anerkennung,
- stärkt Lebensenergie und Kraft.

Weihung durch das Medizinrad

Man kann Amulette weihen und mit Energie auftanken, besonders geeignet ist hierfür das Besprechen über die Kräfte der Elemente.

Nehmen Sie ein Amulett in die Hand, und atmen Sie dabei mit voller Konzentration tief ein. Stellen Sie sich vor, Sie würden warmes, weißes Licht aus dem Kosmos einatmen. Leiten Sie dieses Licht beim Ausatmen über Ihre Finger direkt in das Amulett, und programmieren Sie es auf ein oder mehrere Themen. Somit kann das Amulett für Schutz, Reinigung, Reichtümer, Spiritualität, Gesundheit oder Liebe vorbestimmt werden.

Über Jahrhunderte hinweg wurden diese Amulette geheim gehalten. Doch nun stehen Ihnen diese Kräfte wieder zur Verfügung!

An dieser Stelle möchte ich Ihnen einen Talisman zur Wunscherfüllung vorstellen: das so genannte magische Quadrat mit dem Wort ESAU. Auf einem Stück Leder wird dieses Wort zweimal senkrecht und zweimal waagerecht in einem Quadrat aufgeschrieben und mit sich getragen.

Eine weitere Möglichkeit sind die so genannten Gris-Gris-Beutel, Sachets oder auch Schamanen-Beutelchen. Solche Beutel werden mit verschiedenen Kräutern, Blütenblättern, Steinchen, Bohnen, Münzen und Federn gefüllt.

"Die heilige Eule", auf die ich bereits weiter oben kurz eingegangen bin, ist ein überlieferter Schatz alter Energien. Sie verstärkt die Fähigkeit, Schwierigkeiten zu meistern, wirkt gegen Angst, beschert reine Energie und gleicht alle Chakren aus. Auch beim Los- oder Zulassen, beim Sorgenverarbeiten, dabei, innere Ruhe finden, und bei Erwartungen oder bei Wunscherfüllung hilft die Eule schnell. Sie bringt Erfolge, zieht Seelenpartner an, löst Blockaden und schützt Ihre Seele vor Angriffen.

"Die heilige Eule"-Amulette stellen eine Kombination aus Stimulator und Blocker dar. Sie sind ein Zeichen für Mystik und Spiritualität und durch fünf Elemente geweiht.

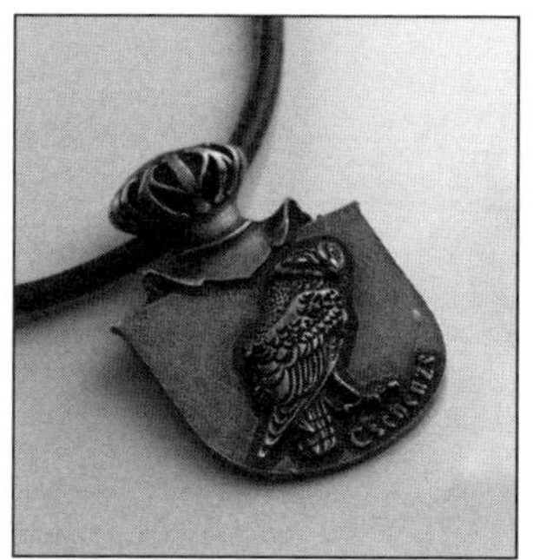

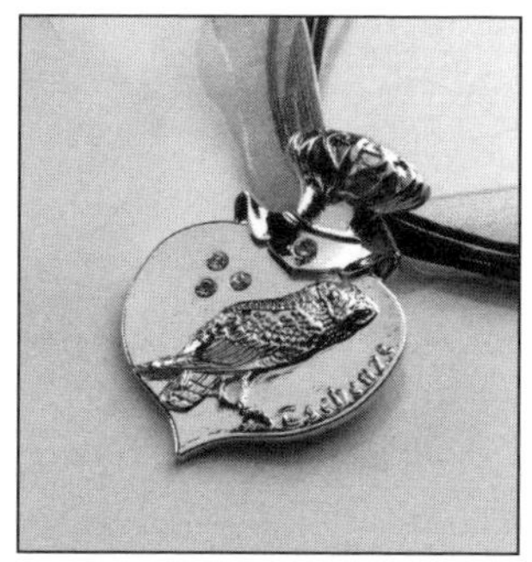

Mit dem Amulett sieht es ganz anderes aus, denn die Wirkung der doppelten Weihung ist mächtig stark. Das Amulett wirkt wie eine Einweihung in einen GRAD von meinen Familienenergien.

Mittels des Amuletts kann man auch geweihtes Wasser selbst herstellen. Legen Sie das Amulett dazu für mehrere Stunden in Wasser, und sprechen Sie dazu ein beliebiges Gebet. Das Wasser kann danach sieben Tage lang getrunken werden – dieser Vorgang dient der energetischen Reinigung.

Aktivieren des Amuletts

Suchen Sie sich zunächst einen ruhigen Platz. Nehmen Sie das Amulett in die linke Hand, und führen Sie es zum Herzen. Anschließend wird die rechte auf die linke Hand gelegt. Konzentrieren Sie sich bei diesem Vorgang mit geschlossenen Augen ganz auf das Amulett und auf Ihre Wünsche, die präzise formuliert sein sollten. Vergessen Sie dabei nie: Ihre Wünsche dürfen den Willen und die Rechte des anderen nicht verletzen.

Starkes Voodoo-Liebesamulett

Besorgen Sie sich zwei Zimtstangen und drei längere Seidenbänder. Die Enden dieser Bänder verknoten Sie und flechten daraus einen Zopf. Währenddessen denken Sie an den Menschen, den Sie lieben. Legen Sie dann die beiden Zimtstangen aufeinander, verbinden Sie diese mit dem Zopf und lassen Sie sie in einer Schublade ruhen.

Faszination des Familienwappens – die Abwandlung eines Amulettes

Bis zum heutigen Tag gibt es keine 100-prozentig bestätigten Aussagen darüber, wie ein Familienwappen mit seiner ganz besonderen Energieform wirkt. Vergleichbar ist diese Form der Energie mit der von alten Kirchen, Burgen oder Schlössern. Ein Familienwappen zu besitzen, ist etwas ganz Besonderes und Wertvolles; dessen sollte sich der Besitzer immer bewusst sein, und er sollte es in Ehren halten. Je älter ein Familienwappen ist und je öfter es in der Familie weitergereicht wurde, umso mehr Energie hat es in sich gespeichert. Allein das Anschauen des Wappens bewirkt bereits etwas.

Helfen kann das Wappen, weil es eine einzigartige Energie in sich gespeichert hat, die meist über viele Jahrhunderte anhält, und weil es in dieser Form nichts Vergleichbares gibt. Das Wappen trägt die wichtigsten Kräfte und Gaben der Familie in sich. Dies ist ein ganz besonderer Schutz, den das Wappen bietet. Das ist die Ahnenkraft.

Elementale oder Ragunen

Kennen Sie den Film "Chucki"? Chucki ist eine Puppe, die die Seele eines Mörders in sich trägt ... absurd? Nicht ganz, denn man kann tatsächlich künstliche Geister erschaffen ...

Heiler sind in der Lage, so genannte Elementale oder Ragunen zu erschaffen. Elementale sind Geister, die den Heiler bei seinen heilenden Handlungen unterstützen, und sie sind Wesen, die einen bestimmten Namen und eine Form bekommen.

Als Erstes stellen Sie eine Liste zusammen, in der Sie alle Aufgaben für ein solches Wesen festhalten. Legen Sie in dieser Liste auch fest, wie lange dieses Elemental zu leben hat; schreiben Sie auch das Datum darauf, wann die Liste erstellt wurde. Diese Liste ist der so genannte Elemental-Pass. Sollten Sie vergessen haben, die Lebensdauer des Elementals festzulegen, kann es sein, dass es die Macht über Sie ergreifen wird. Damit das nicht passiert, buchstabieren Sie seinen Namen rückwärts.

Wählen Sie nun ein Element aus, mit dem Sie das Wesen ausstatten wollen – Feuer, Wasser, Erde Luft; Sie können auch ein Elemental erschaffen, das alle vier Elemente in sich vereint. Konzentrieren Sie sich auf dieses Element und auf das Thema, bei welchem Ihnen das Elemental helfen muss, und schreiben Sie danach auf Ihrer Liste diese Angaben zum Element dazu. Außerdem schreiben Sie auf die Liste, wie lange das Elemental Zeit hat, um seinen Auftrag auszuführen.

Legen Sie die fertig geschriebene Liste vor sich. Nehmen Sie nun einen beliebigen Gegenstand, zum Beispiel einen Ring, eine Kugel, einen Würfel, einen Stein oder eine kleine Puppe, und legen Sie ihn auf diese Liste. Rufen Sie dann das zuvor festgelegte Element aus dem Kosmos herbei, schließen Sie die Augen und fassen Sie das Elemental mit Ihren Händen an. Versuchen Sie zu erspüren, ob das Elemental gut geladen ist. Sollte dies so sein, empfangen Sie folgende Bilder vor Ihrem Dritten Auge:

- beim Luft-Element eine kleine hellblaue Kugel
- beim Feuer-Element etwas Rotes
- beim Wasser-Element eine weiße Kugel
- beim Erd-Element etwas Erdfarbenes

Sprechen Sie nun laut den ihm gegebenen Namen aus, und sagen Sie "Lebe, lebe, lebe".

Licht-Elemental

Ein Licht-Elemental dient Heilzwecken und bringt Erfolg und Glück. Um einem Elemental das Element Licht zu geben, stellt sich der Heiler leuchtendes Wasser vor. Er taucht es in diese Lichtsubstanz hinein, formt dann aus dieser Substanz eine kleine Kugel, die er zusammenpresst und in das Elemental hineinlegt. Anschließend ruft der Heiler dreimal den Elemental-Namen.

Erd-Elemental

Gehen Sie vor wie beim Licht-Elemental, stellen Sie sich jedoch anstelle von leuchtendem Wasser etwas Warmes vor, zum Beispiel Lava.

Wasser-Elemental

Gehen Sie vor wie beim Licht-Elemental, stellen Sie sich jedoch anstelle von Licht blaues Wasser vor.

Luft-Elemental

Gehen Sie vor wie beim Licht-Elemental, stellen Sie sich jedoch anstelle von Licht weiche, wolkige Kugeln vor.

In meinen Seminaren empfehle ich, ein Stück Fell zwischen den Händen zu halten und zu reiben, so dass sich eine warme Elementalkugel bildet. Diese Kugel kann dann vom Heiler auf eine Schmerzstelle gesetzt werden.

Magische Übungen

An dieser Stelle möchte ich Ihnen wieder etwas Praktisches an die Hand geben: magische Übungen, die mehr Kraft und Schutz bringen.

Goldene Mitte-Übung

Wenn Sie meine CD "Goldene Mitte" kennen, wissen Sie schon, wie man durch Meditation entspannen kann, die Meditation erhöht den Energiefluss. Sie können diese im Liegen oder im bequemen Sitzen ausüben. Stellen Sie sich vor, dass alle Ihre Körperteile, einer nach dem anderen, leicht werden. Atmen Sie dabei tief ein und aus. Die Luft wird zuerst von unten nach oben aus den Lungen gedrückt, dann sollten Sie Ihre Bauchmuskeln entspannen und tief einatmen. Stellen Sie sich dann vor, dass Sie alle Giftstoffe mit ausatmen.

Alpha-Übung

Die Atmung ist sehr wichtig, und mit der so genannten Alpha-Atmung lässt sich leicht der Alpha-Zustand hervorrufen. Diese Übung bringt Sie zu einer bestimmten Herzfrequenz, die Ihre Wahrnehmung steigert. Beginnen Sie mit einer tiefen Atmung, indem Sie tief ein- und ausatmen. Hören Sie nun auf Ihren Herzschlag, oder fühlen Sie Ihren Puls.

- Bei den nächsten vier Herz- oder Pulsschlägen atmen Sie ein.
- Bei den nächsten zwei Pulsschlägen halten Sie Ihren Atem an.
- Bei den nächsten vier Pulsschlägen atmen Sie aus.
- Die nächsten zwei Pulsschläge halten Sie wieder den Atem an, usw. (4/2/4/2)

Üben Sie die Alpha-Atmung am Anfang nicht länger als zehn Minuten am Stück. Mit dem Rhythmus 2/2/2/2 oder 4/4/4/4 erzielen Sie übrigens die gleiche Wirkung.

Pranayama

Pranayama bedeutet Atmung der Lebenskraft. Dabei geht es um den verlängerten Atem der Lebensenergie. Diese Übung besteht aus einzelnen Schritten:

Schritt 1

Leiten Sie den Alpha-Zustand ein; versuchen Sie sich vorzustellen, dass die Lebensenergie aus dem Kosmos in Ihren Körper gelangt und in ihn einströmt.

Schritt 2

Der Pranastrom (Lebensenergiestrom) wird immer stärker und gelangt in Ihre Wirbelsäule. Beim Einatmen wird die Wirbelsäule mit Pranastrom gefüllt und dieser an der Wirbelsäule entlang nach unten gezogen. Versuchen Sie dabei, auch Ihren Schließmuskel kräftig anzuspannen und wieder zu entspannen. Machen Sie das sechs- bis siebenmal hintereinander. Sie werden eine energetische Ladung bekommen.

Schritt 3

Nun können Sie den Pranastrom gezielt zu dem kranken Körperteil oder Organ lenken. Dazu stellen Sie sich vor, dass sich beim Einatmen aus der Lebensenergie eine leuchtende Kugel bildet, die beim Anhalten des Atems an die kranke Stelle geschickt wird und beim Ausatmen dort bleibt.

Atmung durch die Poren

Die Hautatmung bewirkt eine Erneuerung des ganzen Körpers. Nehmen Sie eine bequeme Rückenlage ein, und atmen Sie ein paar Mal tief ein und aus. Stellen Sie sich vor, Sie atmen nun die konzentrierte Pranaenergie (Lebensenergie) in Ihre Lungen über die Haut ein. Während Sie den Atem anhalten, erreicht diese Energie alle Zellen Ihres Körpers. Stellen Sie sich vor, Ihr ganzer Körper glüht und wird energetisiert.

Kerzen-Übung

Nehmen Sie eine Kerze, zünden Sie diese an und stellen Sie sie auf den Boden. Legen Sie sich auf dem Boden auf den Bauch, und blicken Sie zwei Minuten lang in die Flamme. Schließen Sie danach Ihre Augen, und versuchen Sie, diese Flamme weiterhin vor dem geistigen Auge zu sehen. Wiederholen Sie die Übung mehrmals.

Visualisierung von Objekten

Setzen Sie sich auf einen Stuhl, und schließen Sie Ihre Augen. Versuchen Sie, sich verschiedene Objekte vorzustellen und diese vor Ihrem inneren Auge einige Zeit zu behalten:

ein rotes Quadrat
eine Pralinenschachtel
eine Onyx-Pyramide
einen weißen Ball
ein blaues Buch
eine lila Milka-Kuh
eine rote Marlboro-Schachtel
ein schwarzes Loch in einer weißen Wand

Immer wieder, wenn Sie sich das Objekt vorgestellt haben, halten Sie es eine Minute lang vor dem inneren Auge. Versuchen Sie, diese Vision so lange vor dem geistigen Auge zu halten, wie es geht, jedoch nie länger als fünf Minuten.

Nach der Visualisierung versuchen Sie, das Objekt auch mit geöffneten Augen zu sehen.

Orangen-Übung

Schließen Sie die Augen, und stellen Sie sich eine Orange vor. Mit dem geistigen Auge nehmen Sie diese in die Hand, drehen und wenden sie mit beiden Händen. Nun nehmen Sie die Orange in die eine Hand und in die andere Hand ein Messerchen. Jetzt beginnen Sie vorsichtig und langsam, die Orange spiralförmig zu schälen. Der Saft läuft Ihnen schon leicht über die Hände, und Sie riechen den frischen Orangenduft. Nun beißen Sie herzhaft in die süße, saftige Orange.

Gedankenlesen

Gedankenlesen ist leichter als man denkt. Es ist eine Fähigkeit, die mit der rechten Gehirnhälfte zu tun hat. Setzen Sie sich vor einen Menschen, und versuchen Sie, eine völlige Gedankenleere in Ihrem Kopf zu erzeugen. Der Übungspartner soll versuchen, sich auf einen Gegenstand zu konzentrieren. Dann richten Sie Ihre Aufmerksamkeit auf diesen Menschen und warten ab, ob irgendwelche Gedanken bei Ihnen ankommen. So können Sie durch diese Übung Ihre telepathische Wahrnehmung stärken.

Einen Test, ob man die Fähigkeit hat, telepathisch mit anderen in Kontakt zu treten, kann man mit den so genannten Zehnerkarten von J. B. Rhine durchführen. Diese Karten zeigen fünf verschiedene Symbole, die jeweils auf fünf Karten abgebildet sind: Stern, Kreis, Kreuz, Wellen und Quadrat. Ein Deck besteht also aus 25 Karten. Man setzt für den Test zwei Leute in getrennte Räume, wobei einer ein paar der Karten in der Hand hält und eine davon zieht. Dann versucht er, sich auf diese Karte zu konzentrieren. Der Mensch im anderen Raum konzentriert sich gleichzeitig auf die Gedanken des Partners und empfängt die Information.

Im Idealfall überträgt der Sender dem Empfänger also Karte für Karte telepathisch das jeweilige Symbol. Da es 25 Karten und fünf verschiedene

Kartentypen im Stapel gibt, besteht eine Chance von 1:5 (20 Prozent), dass eine bestimmte Karte gezogen wird. Viele hellfühlige Menschen liegen jedoch bei weit über 70 Prozent, womit der reine Zufall ausgeschlossen ist.

Gedanken senden

Setzen Sie sich, schließen Sie die Augen und versuchen Sie, sich vor Ihrem inneren Auge eine Person vorzustellen. Diese Person dreht sich so, dass Sie auf ihren Hinterkopf blicken. Nun können Sie dieser Person durch den Hinterkopf oder durch das Dritte Auge bildlich Ihre Gedanken übertragen; bei Heilungen können Sie Ihre Heilgedanken oder auch Licht und Energie in jedes Organ des Körpers senden.

Übungen mit Elementen

Sie können auch täglich zehn Minuten lang Elementeübungen machen. Begeben Sie sich dazu in eine bequeme Position.

Wasserelement

Stellen Sie sich das Universum als einen unendlichen Ozean vor, in dem Sie schwimmen. Versuchen Sie, sich vorzustellen, dass Sie mit dem Ozean eins sind, und atmen Sie durch alle Poren diese Energie ein. Die Übung ermöglicht die Erzeugung eines Regenschauers.

Feuerelement

Stellen Sie sich vor, Sie sind in der Mitte des Weltalls, mitten in einem riesigen Feuermeer. Ziehen Sie die Wärme in Ihren Körper hinein. Diese Übung wird Ihren Körper erwärmen.

Erdelement

Stellen Sie sich vor, Sie stehen mitten in einem Feld. Sie spüren, wie Ihr Körper immer schwerer wird und sich mit der Erde vereint. Atmen Sie durch Ihre Haut mit zehn Atemzügen diese Erdenergie ein. Diese Übung gibt Ihnen Schutz vor Angriffen.

Luftelement

Stellen Sie sich vor, Sie befinden sich im Himmel auf einer Wolke. Saugen Sie die Luftenergie durch Ihre Haut ein, und empfinden Sie Leichtigkeit. Die Übung ermöglicht einen Levitationszustand (Schwebezustand).

Heilritual mit einem Nagel

Schamanen arbeiten oft mit Metallgegenständen, und zu Heilzwecken können Sicherheitsnadeln oder Nägel verwendet werden. Der Heiler nimmt einen Nagel in die Hand und lädt ihn - dies ist wesentlich! - gedanklich mit seiner Kraft auf. Zunächst wird der Nagel kurz am Körper des Kranken gerieben und weggelegt. Anschließend sucht sich der Schamane ein Symbol aus, welches das kranke Organ oder den Schmerz des Kranken darstellen könnte, beispielsweise zwei Rosinen für die Nieren, zwei Weintrauben für die Lungen, eine Walnuss für den Kopf oder eine Karotte für den Körper. Danach wird der Nagel durch das Symbol gestoßen - somit werden alle Schmerzen und Krankheiten vertrieben.

Magische Heilcreme "Ewige Jugend"

Magische Salben sind echte Energiekonzentrate. Nehmen Sie eine neutrale, hautverträgliche Creme, und fügen Sie folgende Zutaten hinzu:

- einen Tropfen ätherisches Öl
- ein paar Tropfen Olivenöl
- eventuell etwas pulverisiertes Wachs
- ein paar Kräuter oder Saft einer Aloe-Pflanze
- ein paar Tropfen Orangensaft und ein Nelkengewürz

Öffnen Sie die Cremedose, und lassen Sie die Creme von der Sonne erwärmen; so nimmt sie Sonnenenergie auf. Geben Sie die genannten Zutaten zu, und lassen Sie die Mischung weiterhin eine Stunde in der Sonne stehen. Mischen Sie die Creme nun mit Ihrem Zeigefinger nochmals durch, und senden Sie dabei gedanklich etwas Pranaenergie hinein. Die Creme sollte jeden Tag verwendet werden.

Wenn Sie dieser Creme etwas feinen Sand beimischen, haben Sie ein echtes Körperpeeling (nicht auf der zarten Gesichtshaut anwenden, da Sandkörner, als natürliches Material, eine unebene Oberfläche haben, die die obersten Hautschichten zerkratzen können!).

Aromapapier herstellen

Aromapapier wird von Schamanen bei verschiedenen Ritualen benutzt, es gehört zum Räucherwerk.

Nehmen Sie dafür einige dicke Papierstreifen, und befeuchten Sie diese mit Meerwasser. Lassen Sie das Papier dann trocknen. Anschließend können Sie es in Salpeter-Wasser (= Kaliumnitrat in Wasser verdünnt) legen und wieder trocknen lassen. (Salpeter wird in der Pyrotechnik verwendet und ist überall erhältlich, wo es Düngemittel gibt. Aber Vorsicht: Salpeter ist eine Säure und sehr gefährlich!)

Anschließend schneiden Sie das Papier klein und geben etwas pulverisierten Weihrauch, Parfüm oder ätherisches Öl darauf. Danach senden Sie dem Papier Ihre magischen, heilenden Gedanken, die vom ihm gespeichert werden.

Magische Tipps

Abschließend noch ein paar magische Tipps ...

- Bei Krankheiten kann man verknoten. Nehmen Sie dazu einen Faden, und machen Sie drei Knoten hinein. Denken Sie dabei an Ihre Wünsche.

- Man kann Wasser besprechen und ein Stück brennende Kohle hineinlegen. Lesen Sie ein Gebet auf das Wasser, und nehmen Sie es dann ein.

- Man hält die Faust vor den Schmerzpunkt und öffnet sie; so kommen heilende Strahlen (Heilstrahlen) aus der Hand und erreichen den Schmerz. Versuchen Sie es selbst!

- Ein Gebet ist ein Code, mit dem man zur Seelenreinigung gelangt. So können Sie Warzen und alle weiteren Leiden besprechen.

- Man legt sich in die Badewanne und gibt in einer Kreuzbewegung Öl ins Wasser; so wird man gereinigt und geschützt.

- Ein Mondstein hilft bei Liebeskummer, wenn man ihn unter die Zunge hält.

- Man kann eine Prise Salz ins Feuer werfen, um zu genesen.

- Um geliebt zu werden, trägt man einen Salzkristall in einer Tasche.

- Salz wird auch kranken Kindern auf den Kopf gestreut, damit sie schneller zu Kräften kommen.

- Salz auf einem Brot bringt Glück; nicht umsonst begrüßen Russen ihre Gäste zur Hochzeit mit Brot und Salz.

- Bei einem Begräbnis legt man ein Ei, Wodka und Brot aufs Grab zu Ehren des Verstorbenen.

- Gegen Angst hilft es, einen Eimer mit Wasser zu füllen, darin Arme und Füße zu waschen, anschließend mit jeder Extremität jeweils ein paar Kreisbewegungen zu machen und dann den Eimer an einer Kreuzung stehen zu lassen.

- Ärgert Sie jemand? Dann können Sie ein Foto unter blaues Papier legen, um ihn abzublocken. Legen Sie das eigene Foto unter weißes Papier.

Mehr zum Thema Magie finden Sie in meinem Buch “Liebesmagie”, erschienen im Silberschnur Verlag.

Weitere wertvolle Tipps ...

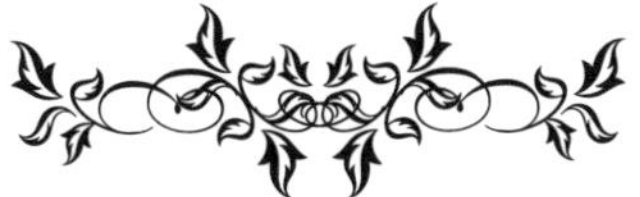

Die Heilkraft des Bernsteins

Nach althergebrachtem Brauchtum werden Baby-Bernsteinketten für kleine Kinder und Babys als Zahnhilfe eingesetzt, aber auch bei Erwachsenen wirkt der Bernstein heilend. Bernsteinkettchen werden auch bei Allergien, Ausschlägen und Ekzemen, sogar bei Arthritis, Arthrose, Rheuma und Rückenschmerzen verwendet.

Wie benutze ich Naturbernsteinketten?

Für Babys und Kleinkinder empfehle ich Bernsteinhalsketten, bei Erwachsenen bietet sich Bernstein als Kette, aber auch in vielen anderen Formen an.

Wie pflege ich Naturbernsteinketten?

Bei sichtbaren Verschmutzungen wäscht man die Steine einmal in der Woche unter fließendem Wasser (niemals kochen!). Dann den Stein nach Möglichkeit circa 30 Minuten lang in die Sonne legen.

Bernstein-Granulat

Es dient zur Herstellung von Salben, Cremes und Ähnlichem.

Zubereitung von Bernsteinlikör

Die Bernsteinstückchen werden dafür mit reinem Alkohol übergossen (50 Gramm Bernsteingranulat auf einen halben Liter Alkohol). Den Aufguss lassen Sie 14 bis 20 Tage an einer dunklen Stelle stehen; er wird nur gelegentlich geschüttelt. Man kann ihn auf erkrankte Stellen reiben, zum Beispiel bei Migräne und Kopfschmerzen, er hilft aber auch bei Erkältungen, Mücken- und Insektenstichen, Pickeln sowie Rheumaschmerzen. Regelmäßig eingenommen soll die Tinktur Kreislauf und Blutdruck regeln sowie das Herz stärken. Empfohlen wird die Einnahme von drei bis vier Tropfen am Tag.

Bernsteinöl

Bernsteinöl wird ausschließlich aus Naturbernstein hergestellt – ohne den Zusatz von Fremdstoffen. Dazu werden Bernsteine zermahlen und in Öl eingelegt. Dies ist ein Desinfektionsmittel und hilft gegen Mücken- und Insektenstiche, Pickel, Hautverbrennungen, Rheuma- und Verletzungsschmerzen sowie bei einigen Hautkrankheiten wie Neurodermitis, Ekzemen und Hautallergien. Bernsteinöl ist ein- bis zweimal täglich auf die schmerzenden Stellen aufzutragen.

Mit Bernsteinöl können Sie auch Ihre Füße massieren. Dies bewirkt eine bessere Durchblutung und ist pure Entspannung für den gesamten Fuß.

Energiebilder

Viele von Ihnen haben bestimmt schon den Ausdruck "Energiebilder" gehört. Was sind das für Bilder? Was können sie bewirken, und wozu sind sie gut? Nun, Energiebilder sind von einem Medium frei gemalte Bilder, die in Trance zustande kommen.

Seit meinem 17. Lebensjahr male auch ich solche Bilder. Beim Malen verwende ich keine Vorlagen, sondern die Bilder werden bei der Meditation aus meinem Unterbewusstsein geliefert. Es können verschiedene Figuren, Formen sowie auch Farben gewählt werden. Die Wahl der Farben und der Formen erfolgt meist "automatisch" aus dem Bauch heraus. Der Künstler kann solche Bilder aber auch für eine bestimmte Person malen, indem er die Energie dieser Person empfängt und in dem Bild umsetzt.

Die Kombination von Figuren und Farben macht es möglich, viele Ereignisse im Leben zu beeinflussen, zum Beispiel Energien aufzuladen oder sogar Schmerzen zu lindern. Jedes Bild ist ein Unikat, und man findet beim Betrachten immer wieder etwas Neues. Energiebilder können Ihr Leben positiv beeinflussen und bieten einen Ausgleich für die Seele. Sie schützen Ihre persönliche Energie und Ihre Aura.

Versuchen auch Sie, Energiebilder zu malen. Malen kann jeder Mensch! Es geht hierbei nicht um Genauigkeit oder Professionalität, sondern Malen ist wie Sprechen auf Papier, und Energiebilder sind Bild-Gebete. Versuchen Sie, Ihrer Fantasie freien Lauf zu lassen, zu entspannen und zu meditieren. Wenn Sie völlig entspannt sind, fangen Sie an zu malen.

Konzentrieren Sie sich dabei überhaupt nicht auf Ihre Hände oder auf das, was Sie malen, versuchen Sie, Ihren Kopf frei zu halten. Die Bilder entstehen von alleine.

Das Kunstwerk zeigt dann unsere Innenwelt. Die Größe des Bildes spielt dabei keine Rolle. Wir malen Punkte, Linien und Formen, die sehr viel Bewegung in sich bergen, und und und ... Versuchen Sie es - werden Sie Energiebildkünstler!

Mandalas

Mandala bedeutet wörtlich "Mittelpunkt mit Umkreis". Mandalas sind geometrisch aufgebaute Gebilde aus der Verbindung eines Kreises mit einem eingeschriebenen Quadrat, die ein gemeinsames Zentrum haben.

Mandalas sind in vielen Kulturen bekannt, vor allem im Bereich des Buddhismus und Hinduismus. Sie eignen sich auch sehr gut zur Meditation, um seine innere Mitte wiederzufinden. Das Mandala ist ein symbolisches Abbild des Universums, aber auch eines der psychisch-geistigen Welt des Menschen.

Ein Mandala ist ideal für alle, die vielleicht gerne malen möchten, aber einfach nicht die Begabung dazu haben, oder die es sich nicht zutrauen, etwas Kreatives zu Papier zu bringen. Die Malvorlagen der Mandalas sind für jeden geeignet - vor allem aber für ungeübte, unkonzentrierte und gestresste Menschen. Durch das kreative Malen wird die Selbstfindung gestärkt, Verspannungen lösen sich, man wird ruhiger und ist besser gestimmt. Allein das Betrachten des gemalten Mandalas wirkt sich positiv auf das Gemüt und den Geisteszustand aus. Mandalas sind demnach meditative Kraft- und Heilbilder, die durch Ihre Farben faszinieren und sich immer neu entdecken lassen! Aus Sicht des Heilens sind Mandalas Kanäle zur geistigen Welt und zu Lichtenergien.

Mandalas werden oft in einer Meditation visualisiert und die dominierenden geometrischen Formen sind Kreis, Viereck, Dreieck und Pyramide. Aus kunstgeschichtlicher Sicht sind Mandalas Vorläufer der Ikonen.

Bei folgenden Problemen können Mandalas die Energie stärken:

- Selbstzweifel
- Widerstand gegen ungelöste Konflikte
- Ungleichgewicht mit sich selbst
- Überempfindlichkeit
- Aggressivität
- Angst, die Kontrolle zu verlieren

Die liegende Acht

Das wichtigste Weisheitssymbol, das zur Verankerung der positiven Energien verwendet wird, ist die liegende "8". Viele verwenden das Symbol auch beim Reiki; es hat jedoch wenig damit zu tun. Es kann zwar ab dem Meistergrad in jedem Reikigrad weitergegeben werden und dient dazu, die Intuition des Meisters weiter zu stärken und die Kraft der anderen Symbole zu erhöhen, kommt jedoch ursprünglich von sibirischen und mongolischen Schamanen. Von ihnen wird es hauptsächlich zur Meditation genutzt und auch, um die Kraft der anderen Symbole bei verschiedenen Einweihungen zu erhöhen.

Die liegende Acht ist an sich so etwas wie ein eigenes Meistersymbol; zumindest wird es oft so wahrgenommen. Dieses Symbol, mit dem Mantra (Segensspruch) "E ALOA MANA PONO" versehen, kann ein Generator von Wohlstand, Weisheit und Freude in unserem Leben sein. Es bewirkt, dass Ihnen das Wissen der Ahnen oder der Akashachronik (Weltbibliothek) zur Verfügung steht, dass Ihr Zugang zu Ihrer Intuition besser wird. In unserem Unterbewusstsein haben wir Zugriff auf das Wissen der Welt, das uns im bewussten Zustand fehlt. Die liegende Acht ist der Zugang zu ihm; sie hilft, diesen Zugang zu finden.

Testen Sie es selbst in einer Meditation – Sie werden staunen, wie viele neue Informationen Sie erhalten werden.

Meditation mit der liegenden Acht

Man setzt sich mit gerade aufgerichtetem Oberkörper hin und schließt die Augen. Es ist egal, wie man sitzt, ob im Lotussitz, Schneidersitz, mit den Füßen nach vorne oder auf einem Stuhl. Es ist nur wichtig, dass der

Oberkörper aufrecht ist; der Rest ist variierbar. Sitzend visualisiert man die liegende Acht - und zwar immer näherkommend, so dass man schließlich in ihr drinnen ist. Anschließend sollte man versuchen, sich in ihr zu lösen. Sie werden zum Symbol. Bleiben Sie in diesem Zustand circa 20 Minuten lang, und beobachten Sie, was mit Ihnen selbst geschieht. Es kommt zum Beispiel vor, dass Lichter oder Farben gesehen werden. Das ist ganz individuell verschieden, aber irgendetwas passiert immer, denn die Achter-Energie manifestiert sich auf irgendeine Art, und wenn es nur ein Wärmeempfinden ist.

Wenn man intuitiv empfindet, dass die Meditation zu Ende ist, genügt es, die Augen zu öffnen und die Glieder zu bewegen, um wieder vollständig im Jetzt zu sein. Speziell bei diesem Weisheitssymbol bekommt man in der Meditation Antworten auf Fragen, die man sich stellt. Es erleichtert den Kontakt zum Unterbewusstsein, in dem das Wissen der Welt gespeichert ist, so dass dieses bei der Meditation abgerufen werden kann.

Was unsere Hände verraten

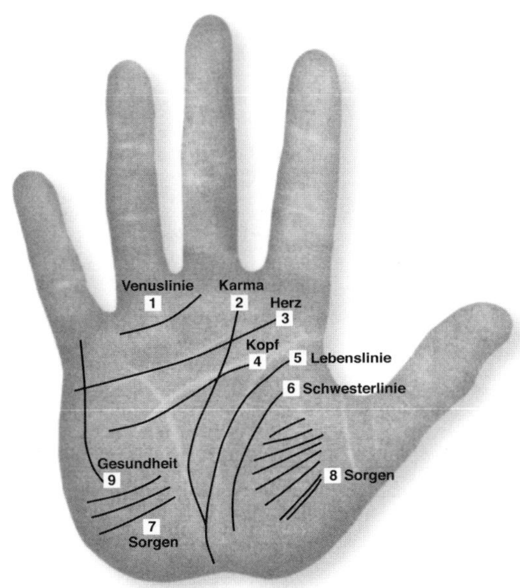

Kann man von den Eigenschaften der Hand auf körperliche Symptome schließen? Natürlich, die Hand verrät uns oft mehr, als wir denken. Unsere Hände speichern viele Informationen, ähnlich wie unsere Iris.

Was muss bei der Analyse beachtet werden? Schauen Sie immer auf die Form, Beschaffenheit, Farbe, Temperatur und Struktur der Hand. Nachfolgend einige Symptome, die jedoch nicht zwangsläufig als Anzeichen, sondern nur als Möglichkeiten anzusehen sind:

Fingerneigungen

Der Zeigefinger steht für das Blutsystem.
Sollte der Zeigefinger der linken Hand zum Mittelfinger hin gebogen sein, deutet dies oft auf eine Milz-Pankreas-Schwäche hin.
Sollte der Zeigefinger der rechten Hand zum Mittelfinger hin gebogen sein, kann eine Leber-Schwäche vorliegen.

Der Mittelfinger steht für Verdauung und Knochen sowie für die Gelenke.
Sollte der Mittelfinger zum Ringfinger geneigt sein, könnte eine Stoffwechsel-Schwäche vorliegen. Dies deutet oft auch auf einen entfernten Blinddarm hin.

Der Ringfinger steht für die Blase sowie für Nerven, Herz und Niere.
Sollte der Ringfinger zum Mittelfinger hin gebogen sein, könnte eine Nieren-Schwäche vorliegen.

Der kleine Finger steht für Bindegewebe, Unterleib, Uterus, Hoden, vegetatives Nervensystem.
Sollte das obere Glied des kleinen Fingers zum Ringfinger hin gebogen sein, deutet dies oft auf eine Uterussenkung, Hodenschwäche oder Bindegewebsschwäche hin.

Der Daumen lässt oft auf die Art des Rückgrats schließen, siehe unten.

Hinweis: Achten Sie immer auf die mittleren Fingerglieder. Sollten diese heller als die Umgebung erscheinen, weist das auf eine Verschlackung im Organismus hin.

Fingerlängen

Daumen

- Ist der Daumen kürzer als bis zur Mitte des unteren Zeigefingergliedes, so sagt man, dass der Wille nicht gut durchgesetzt werden kann.
- Erscheint ein Daumen sehr dick, steht ein emotionsgeladener Mensch vor Ihnen.
- Hat jemand sehr gerade Daumen, so ist das Rückgrat stark ausgeprägt.
- Starre Daumen zeigen Verhärtungen und wenig Anpassungsfähigkeit an.
- Elastische Daumen zeigen Anpassungsfähigkeit sowie Beweglichkeit an.
- Sehr bewegliche Daumen deuten auf Widerstandsfähigkeit hin.
- Übermäßig biegsame Daumen zeigen mangelnde Spannkraft und Widerstandsfähigkeit an.

Zeigefinger

- Zeigefinger stehen für das Blutsystem. Zu unbewegliche Zeigefinger deuten auf Probleme in dieser Richtung.
- Sind Zeigefinger länger als Ringfinger, deutet dies auf großes Selbstbewusstsein und Unabhängigkeit im Leben hin; man ist wenig beeinflussbar.

Mittelfinger

- Verdickungen und Knoten zwischen dem zweiten und dritten Glied deuten oft auf Gicht hin. Ist die Verdickung stärker zur Zeigefingerseite hin zu sehen, so liegt oft eine Dünndarm-Schwäche vor. Sollte die Verdickung stärker zur Mittelfingerseite zeigen, so liegt eventuell eine Dickdarm-Schwäche vor.

Ringfinger

- Ist der Ringfinger länger als der Zeigefinger, so steht ein beeinflussbarer, sehr zugewandter Mensch vor Ihnen. Sollte das mittlere oder untere Ringfingerglied tailliert sein, könnte eine Herzschwäche vorliegen. Sollten beide Glieder tailliert sein, sind auch die Füße schwach.

Kleiner Finger

- Verdickungen zwischen dem zweiten und dritten Glied deuten auf eine Uterussenkung, Hodenschwäche oder Bindegewebsschwäche hin.

Inselchen

- in der Handtellermitte stehen für den Magen.
- in der Venushügel-Gegend stehen für Prostata und Ovarien.
- in der Schicksalsliniengegend deuten auf mögliche Probleme mit dem Mastdarm hin.
- in der Kopfliniengegend deuten auf eine Sklerose hin.

Unsere Wahrnehmung

Wir nehmen vieles wahr – und noch mehr nicht wahr ...

- Sehen Sie sich die Decke an. Was fällt Ihnen ein? Beschreiben Sie diese. Sie werden sehen, wie viele Grenzen wir in unserem Denken aufgebaut haben. Haben Sie sich gefragt, wie die Decke riechen oder schmecken könnte?

- Stellen Sie sich eine EINS vor. Versuchen Sie zu erkennen, ob diese Zahl in Ihren Gedanken weich oder hart erscheint und ob sie nach etwas riecht. Welche Farbe hat die EINS?

Diese Übungen aktivieren Ihre rechte Gehirnhälfte und hiermit die intuitive Gabe sowie Ihre Hellfühligkeit. Üben Sie dies öfter, so werden Sie schnell merken, dass Sie neue Dinge schon in Voraus erkennen können.

Zeit

Es gibt keine Zeit; Zeit ist relativ und nur von unserem Gefühl abhängig. Jeder Mensch empfindet die Zeit anders – seelisch und körperlich. So sehen einige von uns mit 50 Jahren aus wie 50-Jährige und andere erst wie 30-Jährige. Oder ein anderes Beispiel, das Sie sicherlich alle kennen: 30 Minuten kommen uns vor wie eine Ewigkeit, besonders, wenn wir auf etwas warten; aber sie vergehen wie im Flug, wenn wir die Zeit mit einer angenehmen Beschäftigung verbringen.

Machen wir ein Experiment: Wenn Sie eine Uhr anhaben, sollten Sie diese ablegen und zudecken. Schreiben Sie dann bitte auf:

- Wie spät könnte es gerade sein?
- Welche Farbe hat Ihre Uhr?
- Welche Farbe haben die Zeiger?
- Wie viele Zeiger sind das?
- Welche Farbe hat das Ziffernblatt?
- Welche Zahlen hat die Uhr (normale oder lateinische), hat sie überhaupt Zahlen?
- Gibt es einen Sekundenzeiger?
- Gibt es einen Chronometer?
- Zeigt die Uhr auch das Datum an?

Sie werden staunen, wie viele Fehler Sie bei Ihren Antworten entdecken. Sie sehen eben nicht auf die Uhr, sondern auf die Zeit. So funktioniert unser Gehirn.

Alles nur Zufall?

Zufälle gibt es nicht – alles ist vorherbestimmt. Amerikaner führten im Vorjahr einige Experimente durch, die eine Zufallstheorie begründen, und zwar folgendermaßen: Man nahm mehrere Probanden; jeder bekam eine Münze und sollte sie 20.000 Mal werfen. Die Münze fiel IMMER exakt 999 Mal auf Zahl und 10001 Mal auf die andere Seite. So war es bei hunderten von Experimenten. Genauso hat der französische Biologe Ellen herausgefunden, dass auf 87 Einzelkinder ein Zwillingspaar geboren wird. Auf 87 Zwillingspaare wird wiederum ein Drillingspaar geboren und auf 87 Drillingspaare ein Vierlingspaar und so weiter. Alles nur Zufall?

Der kleine Test mit dem Chinesischen Horoskop

Glauben Sie an Zufälle? Ich nicht. Dass es keine Zufälle gibt, beweist der folgende Test. Folgen Sie den Instruktionen, und machen Sie sich nicht darüber lustig, denn sonst funktioniert der Test nicht. Nehmen Sie sich drei Minuten Zeit, und versuchen Sie es – Sie werden verblüfft sein.

Zusatzinfo: Wenn Sie zu dem Punkt kommen, an dem Sie Namen auswählen, achten Sie darauf, dass es Menschen sind, die Sie im Moment kennen, und folgen Sie Ihrer ersten Eingebung. Lesen Sie nur jeweils eine Zeile – lesen Sie nicht vor, sonst verderben Sie den Spaß.

Beginnen Sie jetzt!
Zuerst nehmen Sie sich einen Bleistift und ein Blatt Papier zur Hand.

- Zuerst schreiben Sie die Zahlen von 1 bis 11 in einer Reihe untereinander.
- Dann schreiben Sie neben die 1 und 2 zwei Zahlen (von 1 bis 11).
- Neben die 3 und 7 schreiben Sie bitte die Namen von Personen des anderen Geschlechts. (Schummeln Sie nicht, und spicken Sie nicht bei den nächsten Punkten, sonst verfälschen Sie das Ergebnis!)
- Schreiben Sie irgendeinen Namen (aus Freundeskreis oder Familie) an die 4., 5. und 6. Stelle.
- Schreiben Sie nun bitte vier Liedtitel an die 8., 9., 10. und 11. Stelle.
- Jetzt wünschen Sie sich etwas!

Der Schlüssel für das Spiel
Sie werden von so vielen Menschen geliebt (Zahl an Position 1).
Sie mögen so viele Menschen unbewusst (Zahl an Position 2).
Die Person in der 3. Position lieben Sie.
Sie machen sich am meisten Sorgen um die Person in 4.
Die Person in 5 kennt Sie sehr gut.
Die Person in 6 ist Ihr Glücksstern.
Die Person in 7 mögen Sie, aber Sie bekommen es nicht geregelt.
Das Lied in 8 passt am besten zu der Person in 3.
Der Titel in 9 ist das Lied für die Person in 7.
Das Lied in 10 sagt Ihnen am meisten über Sie selbst.
Und 11 ist das Lied, das Ihnen sagt, wie Sie über das Leben denken.

Intuitionstest

Wir sind alle intuitiv. Wie intuitiv Sie genau sind, können Sie testen. Beantworten Sie folgende Fragen spontan:

ja	nein	
❑	❑	Ich weiß immer, wenn jemand lügt.
❑	❑	Ich fühle, wenn mich jemand hasst.
❑	❑	Ich fühle, wenn mich jemand benutzen will.
❑	❑	Ich kann mich immer an die Stimme eines Gesprächspartners erinnern.
❑	❑	Das erste, was ich mir von einem Gesprächspartner merke, ist sein Gesicht.
❑	❑	Ich merke immer, ob jemand gut oder schlecht angezogen ist.
❑	❑	Ich vertraue meiner Intuition.
❑	❑	Ich versuche immer wieder zu verstehen, warum mich eine bestimmte Person reizt.
❑	❑	Ich kann mich auch an kleine Details eines Gesprächs erinnern.
❑	❑	Wenn ich aus dem Haus gehe, merke ich, wer vor und hinter mir geht.
❑	❑	Wenn ich aus dem Haus gehe, merke ich mir den Weg.
❑	❑	Ich hinterfrage immer, warum mir dies oder jenes nicht gefällt.
❑	❑	Ich erkenne hinterhältige Menschen.
❑	❑	Wenn ich mich mit jemandem unterhalte, merke ich, wenn es demjenigen langweilig wird.
❑	❑	Ich halte mich bei unangenehmen Menschen zurück.
❑	❑	Ich kann beurteilen, ob ein Mensch mir gut gesonnen ist, ohne mit ihm geredet zu haben.
❑	❑	Ich kann mich ohne Probleme an Kleinigkeiten in meiner Kindheit erinnern.
❑	❑	Ich kann mich sehr, sehr gut an meine Gefühle erinnern.
❑	❑	Ich kann problemlos meine Gefühle zeigen.
❑	❑	Wenn ich mich ärgere, habe ich keine Angst, dies auch zu zeigen.

ja nein

- ❑ ❑ Wenn ich lustig drauf bin, lache ich laut und tanze vor Freude.
- ❑ ❑ Wenn mich etwas beunruhigt, esse ich zu viel oder zu wenig.
- ❑ ❑ Ich fühle, wenn ich jemandem Kummer bereitet habe.
- ❑ ❑ Einem Lügner stelle ich provokative Fragen.
- ❑ ❑ Ich kann erkennen, ob ein Mensch gut gelaunt ist.
- ❑ ❑ Ich bin nicht nachtragend.
- ❑ ❑ Ich frage mich ständig, wenn mir ein Mensch gefällt, warum das so ist.
- ❑ ❑ Sollte mir jemand grundlos nicht gefallen, versuche ich, dieses Gefühl zu verstehen.
- ❑ ❑ Wenn ich mit jemandem spreche, schaue ich mir sein Gesicht an.
- ❑ ❑ Ich bin in der Lage, an der Stimme eines Menschen seine Laune zu erkennen.
- ❑ ❑ Ich erkenne ehrliche Menschen.
- ❑ ❑ Ich spüre, wenn jemand überrascht ist.
- ❑ ❑ Ich glaube nicht alles, was mir gesagt wird.
- ❑ ❑ Ich merke, wenn jemand traurig ist.
- ❑ ❑ Ich spüre, wenn jemand Angst hat.
- ❑ ❑ Ich merke, wenn man sauer auf mich ist.
- ❑ ❑ Ich erkenne Menschen, die in mich verliebt sind.
- ❑ ❑ Ich beginne zu schwitzen, wenn in meiner Nähe ein unangenehmer Mensch ist.
- ❑ ❑ Ich kann mich immer verstehen.
- ❑ ❑ Für mich ist es wichtig, dass mein Essen gut riecht.
- ❑ ❑ Für mich ist die Qualität der Speisen sehr wichtig.
- ❑ ❑ Ich finde oft etwas auf der Straße.
- ❑ ❑ Ich erwarte von Menschen eine direkte Antwort auf meine Fragen.
- ❑ ❑ Ich merke sogar mit geschlossenen Augen, was mich umgibt.
- ❑ ❑ Ich merke mir genau, was man mir erzählt, und kann es wortwörtlich weitergeben.
- ❑ ❑ Ich kann meine Liebe und Zuneigung zeigen.

ja nein

❑ ❑ Ich merke, wenn mir jemand unehrliche Komplimente macht und weiß sofort, was er damit bezwecken will.

❑ ❑ Wenn jemand bei mir Antipathie erregt, bekomme ich Atemnot oder Verdauungsprobleme.

❑ ❑ Ich weiß, welchen Eindruck eine Person bei mir hinterlassen hat.

Auswertung:
Jede mit "ja" beantwortete Frage ergibt einen Punkt.

50 Punkte
Gratulation! Sie sind sehr sensitiv, Sie kennen sich selbst und die Welt. Sie können sich auf Ihre Intuition voll und ganz verlassen und spielerisch Energievampire ausfindig machen.

30 - 49 Punkte
Sie haben eine gute Intuition, sehr oft Recht und können Menschen einschätzen. Lassen Sie Ihre Intuition jedoch häufiger zu. So werden Sie in der Lage sein, Ihnen nicht wohlgesonnene Menschen ausfindig zu machen.

15 - 30 Punkte
Was Ihnen oft fehlt, ist ein Knopf im Kopf zum Ausschalten. Lassen Sie Ihre Intuition zu. Sie gehören zu den Menschen, die kein Risiko eingehen, lieber beim Alten bleiben sowie Konfrontationen scheuen. Sie tendieren dazu, zu jammern, alles für sich zu behalten und schweigend zu leiden. Versuchen Sie stattdessen, an sich zu glauben, so werden Sie nicht ausgenutzt.

0 - 15 Punkte
Sie brauchen Hilfe, denn Sie sind oft Opfer von Energievampiren. Denken Sie positiv, und versuchen Sie, solche Gedanken wie "alles Schlechte passiert immer mir" loszulassen. Schützen Sie sich - lassen Sie Ihre Spiritualität zu!

Nachwort

Lieber Leser,

mir ist daran gelegen, dass alles, was ich von meinen Vorfahren gelernt habe, auch andere Menschen erfahren können. Deshalb war es schon immer mein Wunsch, dieses Buch herauszugeben. Das Erbe, das ich von meiner Familie übernommen habe, dieses großartige Wissen, möchte ich Ihnen, liebe Leser, nicht vorenthalten.

Ich arbeite mit verschiedenen Methoden, die teilweise aus meiner Familie überliefert wurden, und es tut sehr gut zu wissen, dass mein Buch und hier beschriebene Methoden auch Ihnen helfen können ...

Selbstverständlich kann dieses Buch nicht alle Fragen beantworten. Bei Interesse an Seminaren oder an einer persönlichen Beratung setzen Sie sich daher einfach mit mir in Verbindung.

Informationen finden Sie unter www.VadimTschenze.de

Literaturverzeichnis

Arroyo, Stephen: *Astrologie, Psychologie und die 4 Elemente*, Hugendubel 1982

Bachler, K.: *Erfahrungen einer Rutengängerin*, aus *Geobiologische Einflüsse auf den Menschen*, Residenz 2006

Burnham, Sophy: *Die Nähe der Engel*, Solothurn 1993

Daniel, Alma: *Frag Engel*, Zweitausendeins 1994

Falcon, Chuck T.: *Psychology Made Easy*, Sensible Psychology Pr. 2000

Fasching, Gerhard: *Sternbilder und ihre Mythen*, Springer 1984

Fröhling, Thomas/Martin, Katrin: *Das große Feng-Shui-Buch*, Mosaik 2000

Georgien, Linda: *Schutz-Engel*, Heyne 1996

Grandjean, Michael/Birzer, Klaus: *Das Handbuch der chinesischen Heilkunde*, Joy Verlag 1997

Jordan, Harald: *Räume der Kraft schaffen*, Bauer 1997

Kirchner, G.: *Pendel und Wünschelrute*, Droemer Knaur 1992

Krohne, Horst: *Heilende Hände*, Ansata 2004

Lippert, Urban: *Anatomie*, 6. Auflage, Schwarzenberg 1995

Meyer, H.: *Astrologie und Psychologie*, Rowohlt 1986

Moody, Raymond A.: *Coming back*, Bantam Dell 1995

Oertli, Jakob: *Schamanisches Praxisbuch*, Langen Müller 2002

Richard, Wilhelm: *I-Ging. Text und Materialien*, Heyne 1998

Rückner-Vogler, Ursula: *Der kosmische Tanz Yoga und Astrologie*, Kösel 1995

Tschenze, Vadim: *Russisch-Tibetische Honigmassage*, Videel 2001

Tschenze, Vadim: *Das geheime Wissen. Einführung in die Welt der Esoterik*, Silberschnur 2006

Tschenze, Vadim: *Die Geheimnisse der Liebesmagie, 10 x 13 lichtvolle Rituale*, Silberschnur 2008

Tschenze, Vadim: *Übersinnliche Phänomene: Mystische Begebenheiten aus der Anderswelt*, Silberschnur 2008

Wolf, Silver Raven: *Die schützende Kraft der Engel*, Ullstein 2004

Lexikon der Esoterik, Seehamer 1997

Über den Autor

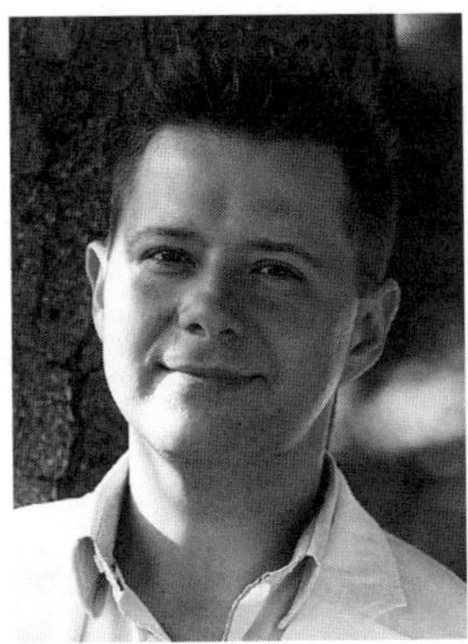

Bereits seit sechs Generationen wird die Kunst des Hellsehens in der Familie des Autors praktiziert und das Talent meist vererbt. Vadim Tschenze selbst hat sich seit dem zwölften Lebensjahr mit der Wahrsagerei beschäftigt. Daneben arbeitete er nach seiner Ausbildung an der Akademie als Heilpraktiker und schrieb nebenbei drei Bücher zu Gesundheitsthemen wie auch über das Kartenlegen. Seit 2004 arbeitet er als TV-Experte.

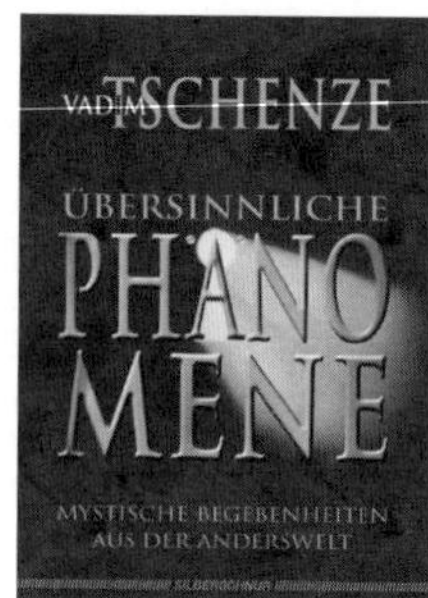

Vadim Tschenze

Übersinnliche Phänomene

Mystische Begebenheiten aus der Anderswelt

Fast jeder hat in seinem Leben schon einmal etwas Unheimliches erlebt, wofür es scheinbar keine Erklärung gibt ... In seinem neuesten Buch sammelt Bestsellerautor Vadim Tschenze zahlreiche solcher Erfahrungen, die er selbst erlebt hat oder von denen ihm Kunden in seiner Praxis berichtet haben.
Zu jedem Ereignis gibt er auf seine gewohnt pragmatische Art eine aufschlussreiche Erklärung und liefert so Antworten auf viele Fragen, ohne dem Thema jedoch seine geheimnisvolle Faszination zu rauben ...

272 Seiten, broschiert · ISBN 978-3-89845-254-0

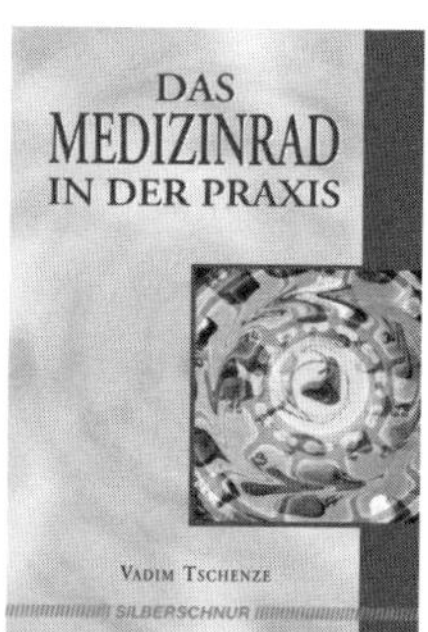

Vadim Tschenze

Das Medizinrad in der Praxis

Schamanismus, für viele der Ursprung von Religion und Medizin, ist eine Mischung aus dem Wissen über Geist, Seele, Körper und Natur. Jeder kann die Kraft des schamanischen Medizinrades für sich selbst, seine Mitmenschen und die Natur nutzen.
Vadim Tschenze erklärt einfach und praxisnah u. a. den Umgang mit dem Medizinrad, wie man ein es baut und ins Leben integriert. Sie erfahren mehr über die Energien der Geburtszeit, die 12 Monde im Schamanismus und die 5 Elemente und das Medizinrad. Ein Übungsbuch zum Medizinrad mit allen Elementen, die man für die erfolgreiche Umsetzung dieser Schamanentechnik braucht.

120 Seiten, broschiert · ISBN 978-3-89845-298-4

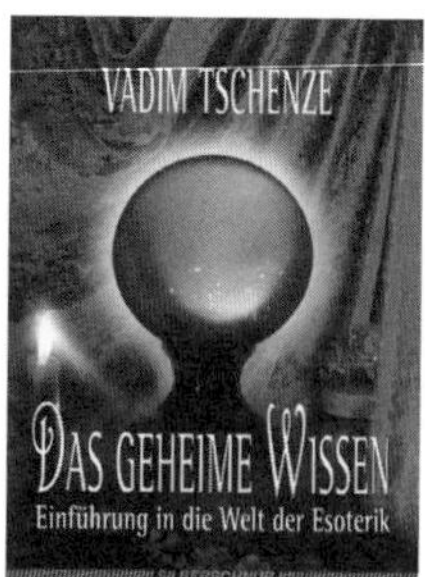

Vadim Tschenze

Das geheime Wissen

Einführung in die Welt der Esoterik

Das Buch der Antworten ... Der bekannte TV-Wahrsager Vadim Tschenze offenbart Ihnen in diesem Buch die Geheimnisse der Hellseher der ganzen Welt auf anschauliche und einfache Art und Weise. Erlernen Sie Besprechen, Geistheilung, Handauflegen, Kerzenschattenlesen, Rauchdeuten, Wasserlesen, Pendeln, Handlesen, Gesichtslesen u.v.m.
Denn wer weiß, was morgen passiert, lebt leichter ...

208 Seiten, broschiert · ISBN 978-3-89845-151-2

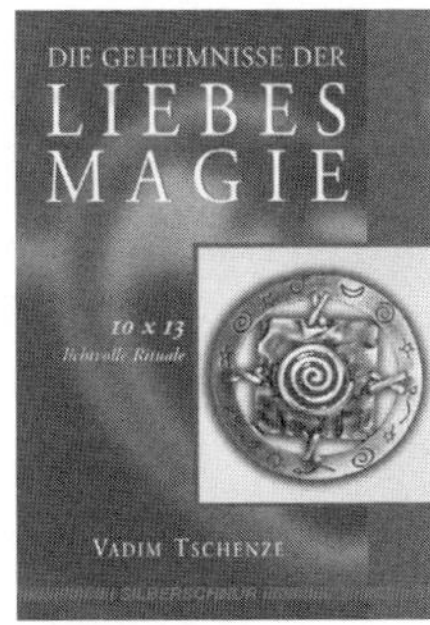

Vadim Tschenze

Die Geheimnisse der Liebesmagie

10 x 13 lichtvolle Rituale

Wir alle wissen: Es ist schon schwierig genug, einen Partner fürs Leben zu finden – doch selbst wenn man endlich das passende Exemplar im Auge hat, heißt das noch lange nicht, dass dem Happy End damit nichts mehr im Wege steht ... Vadim Tschenze hat unzählige Liebesrituale für Sie zusammengestellt, die Ihnen dabei helfen, die Liebe in Ihrem Leben zu halten, unliebsame Konkurrenten lahmzulegen oder auch die Zuneigung zwischen Ihnen und Ihrem Partner zu intensivieren. Die Rituale selbst sind dabei bewusst einfach gehalten, damit Ihnen das "Nachzaubern" keinerlei Probleme bereitet und Ihr Glück nichts mehr aufhalten wird ...

240 Seiten, broschiert · ISBN 978-3-89845-252-6

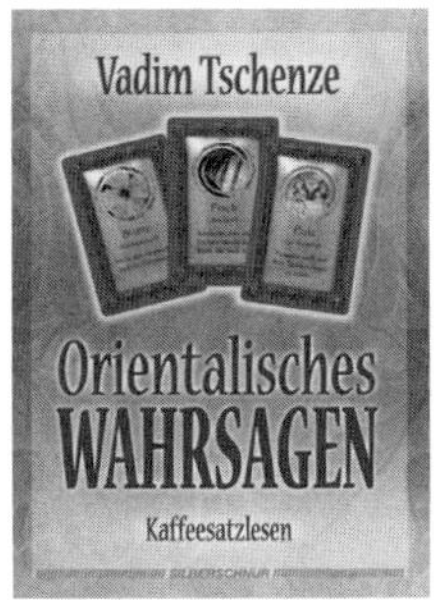

Vadim Tschenze

Orientalisches Wahrsagen

Kaffeesatzlesen

Ihr Schicksal liegt in Ihrer Tasse! – Es ist wahrhaft faszinierend, wie der Kaffeesatz die jeweilige Situation, die gedanklichen und emotionalen Energien des Deutenden in den Symbolen widerspiegelt! Das Innere zeigt sich im Äußeren – und wird somit deutbar. Vadim Tschenze greift in seinem Kartenset auf das alte, geheime Wissen seiner russischen Vorfahren zurück, um Ihnen exklusiv die wichtigsten Symbole und deren Deutungen nahe zu bringen, mit deren Hilfe sich Ihnen sowohl Vergangenheit, Gegenwart als auch die Zukunft erhellen ... Ein Set, das sich gerade für Einsteiger hervorragend eignet!

36 Karten, 64 Seiten Handbuch, in Stülpschachtel · ISBN 978-3-89845-213-7

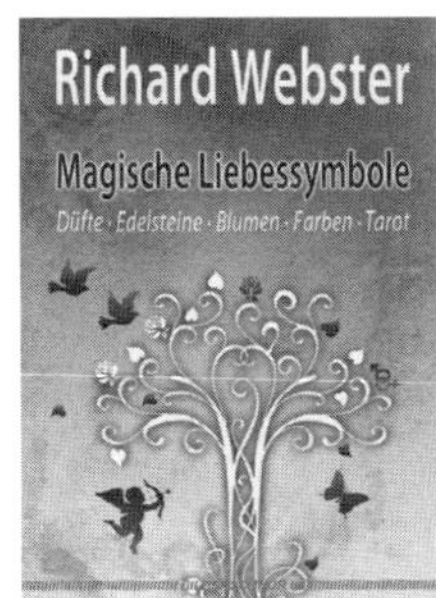

Richard Webster

Magische Liebessymbole

Düfte · Edelsteine · Blumen · Farben · Tarot

Dieses Buch verrät, wie Sie mit der kraftvollen archetypischen Energie der Symbole Ihr Leben mit Romantik, Leidenschaft und dauerhafter Liebe bereichern können. Einfache Anleitungen zeigen Ihnen, wie Sie Ihr Liebesleben mit Hilfe dieser Sinnbilder durch Meditation, Traumarbeit und Zauberei auf eine neue Ebene heben können. Wahre Geschichten des täglichen Lebens illustrieren anschaulich, wie andere Menschen mit Liebessymbolen einen Partner gefunden, Beziehungsprobleme gelöst oder einen Heiratsantrag erhalten haben ...

248 Seiten, broschiert · ISBN 978-3-89845-306-6

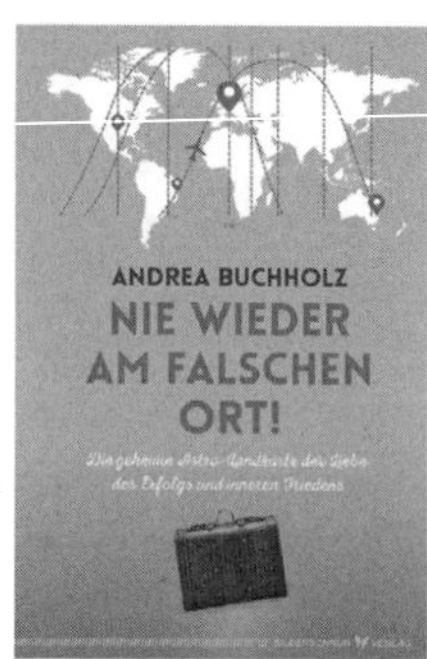

Andrea Buchholz

Nie wieder am falschen Ort

Die geheime Astro-Landkarte der Liebe, des Erfolgs und inneren Friedens

Astrokartografie ist eine schon fast magische Methode, zum richtigen Zeitpunkt am richtigen Ort zu sein und herauszufinden, wo du so richtig glücklich und erfolgreich werden kannst.
Die bekannte Medienastrologin Andrea Buchholz zeigt dir auch, wie du deine persönliche Astroweltkarte für dich nutzen kannst, um zu erkennen, welche Plätze du meiden solltest, wenn du Liebe, Erfolg und inneren Frieden finden willst.

272 Seiten, durchgehend farbig, mit Abbildungen, gebunden · ISBN 978-3-96933-120-0

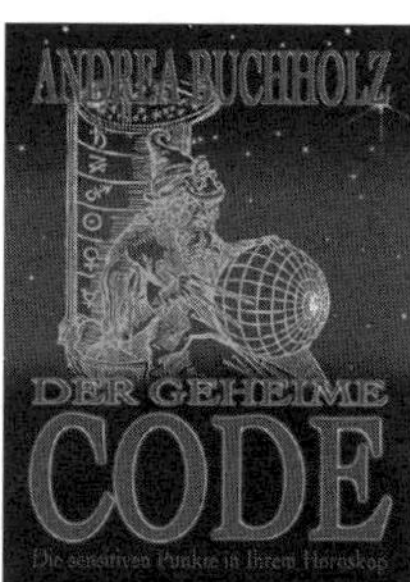

Andrea Buchholz

Der geheime Code

Die sensitiven Punkte in Ihrem Horoskop

Die Lehre von den sensitiven Punkten reicht bis in die Anfänge der Astrologie zurück. Am gebräuchlichsten ist heute noch der so genannte Glückspunkt. Tatsächlich kannte man im Altertum jedoch hunderte solcher errechneter Punkte, die als Ergänzung zur komplexen Deutung herangezogen wurden – und oftmals erstaunliche Erkenntnisse bereit halten.
Neben der Berechnung der sensitiven Punkte erläutert die Autorin ausführlich deren Deutung an zahlreichen (Promi-) Beispielen.

216 Seiten, broschiert, mit vielen Grafiken · ISBN 978-3-89845-153-6

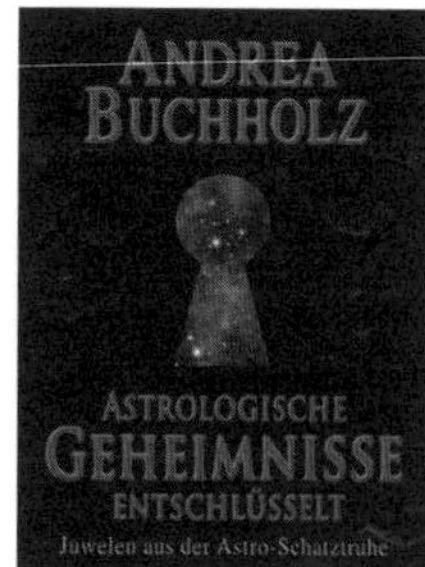

Andrea Buchholz

Astrologische Geheimnisse entschlüsselt

Juwelen aus der Astro-Schatztruhe

Andrea Buchholz offenbart Ihnen in ihrem neuen Buch all ihre kleinen und großen astrologischen Tricks und Geheimnisse. Die Autorin hat für Sie ein Kompendium zusammengestellt, das an Klarheit und Übersichtlichkeit kaum Wünsche offen lässt. So werden Ihnen die wichtigsten Fragen zu Partnerschaft, Liebe und Sex, Gesundheit, Beruf und Begabung, Karmaastrologie, sensitiven Punkten, Lotto und Astrologie sowie vieles Interessante mehr kurz und prägnant in witziger und verständlicher Art und Weise erklärt.

288 Seiten, broschiert · ISBN 978-3-89845-130-7